卫生职业院校创新教材

供中高职医学相关专业使用

医学统计方法

（第三版）

U0230539

主　编　赵　红　封苏琴
副主编　胡晓东　田贞尚　罗明玉
编　者（按姓氏汉语拼音排序）

封苏琴（常州卫生高等职业技术学校）

胡晓东（聊城职业技术学院）

李　娜（四川省卫生学校）

刘卯清（惠州卫生职业技术学院）

罗明玉（湖北三峡职业技术学院医学院）

田贞尚（宿州卫生学校）

赵　红（四川省卫生学校）

郑　扬（汕头市卫生学校）

科　学　出　版　社

北　京

内 容 简 介

本书是卫生职业院校创新教材之一,以案例引导,提出实际问题,引导学生正确分析该资料属于何种类型,应采取何种统计分析方法及其步骤,通过案例分析归纳出该统计方法的概念、步骤、应用范围及其注意事项。每章附自测题,学生可以加深与巩固所学统计知识,培养学生独立思考、分析与解决科研实际问题的能力,掌握医学科研论文撰写能力。第1章绪论介绍医学统计学的概念、内容,统计工作步骤,统计资料类型等。第2章、第3章、第4章分别介绍定量资料统计描述、数值变量资料的统计推断、方差分析。第5章介绍常用非参数统计方法——秩和检验。第6章、第7章分别介绍常用分类资料的统计描述和统计推断方法。第8章介绍两变量关系的分析方法——线性相关与回归。第9章介绍统计图和统计表。第10章为SPSS统计软件在医学统计学中的应用简介。

本书适合中高职医学相关专业学生使用,也可作为在职岗位培训及执业护士基础理论考试的教材和参考书。

图书在版编目(CIP)数据

医学统计方法 / 赵红,封苏琴主编 . —3 版 . —北京:科学出版社,2012.8
卫生职业院校创新教材
ISBN 978-7-03-034213-3

Ⅰ. 医… Ⅱ.①赵… ②封… Ⅲ. 医学统计-职业教育-教材 Ⅳ. R195.1

中国版本图书馆 CIP 数据核字(2012)第 171992 号

责任编辑:许贵强 / 责任校对:包志虹
责任印制:赵　博 / 封面设计:范璧合

科 学 出 版 社出版
北京东黄城根北街 16 号
邮政编码:100717
http://www.sciencep.com

天津市新科印刷有限公司印刷
科学出版社发行　各地新华书店经销

*

2003 年 8 月第　一　版　　开本:787×1092　1/16
2012 年 8 月第　三　版　　印张:9 1/2
2025 年 1 月第三十二次印刷　　字数:389 000

定价:29. 80 元
(如有印装质量问题,我社负责调换)

前　言

党的二十大报告指出："人民健康是民族昌盛和国家强盛的重要标志。把保障人民健康放在优先发展的战略位置,完善人民健康促进政策。"贯彻落实党的二十大决策部署,积极推动健康事业发展,离不开人才队伍建设。党的二十大报告指出："培养造就大批德才兼备的高素质人才,是国家和民族长远发展大计。"教材是教学内容的重要载体,是教学的重要依据、培养人才的重要保障。本次教材修订旨在贯彻党的二十大报告精神和党的教育方针,落实立德树人根本任务,坚持为党育人、为国育才。自 2003 年以来,《医学统计方法》在各中高职院校学生中使用已有 9 个年头了,其中经历 2007 年再版。在 9 年的使用过程中,得到了各中高职院校师生的认可,也对教材提出了不少意见和建议,本书基本保持了第二版教材的结构和内容。

本教材总结吸取了第二版的编写经验,继续坚持突出了"三基"(基本知识、基本理论和基本技能)训练,加强统计思维方法和能力的培养,贯彻"五性"(思想性、科学性、先进性、启发性和实用性)原则,按照中高职院校医学教育的特点与规律,根据医学统计学学科的发展和教学需要,适当增补了案例教学,采用最新资料和研究成果,反映了医学统计学的前沿动态。在内容安排上,本书按先易后难、循序渐进的原则进行编排,注重构建科学的医学统计学知识体系。

全书共分 10 章,第 1 章为绪论,第 2、3、4、8 章为定量资料常用的统计描述和推断的统计方法;第 6、7 章为常用的分类资料的统计方法;第 5 章为秩和检验方法,适用于资料类型不确定的统计推断。定量资料统计推断中的方差分析和第 10 章 SPSS 在医学统计中的应用可作为自学内容,目的在于丰富和扩展学生的视野。每章后面附有各种类型的练习题,有利于学生掌握每章的知识要点及相关统计方法的应用,使本书实用性更强。附录中增加了英汉统计名词对照、参考文献、教学大纲及常用界值表。

本次再版除了汲取了前两版的编写经验之外,还引用了有关教材、专著及期刊的部分资料,在此表示感谢! 本书在编写过程中得到了各参编院校领导及同仁的大力支持,在此一并感谢!

本书第 1、3 章由赵红编写,第 2 章由刘卯清编写,第 4、10 章由胡晓东编写,第 5 章由封苏琴编写,第 6 章由李娜编写,第 7 章由田贞尚编写、第 8、9 章由郑扬编写。

本书既是医学统计学的入门教材,也可作为广大医务工作者进行继续教育或业余自学的参考书。

编　者
2023 年 7 月

目　　录

第1章　绪论 ……………………… （1）
第1节　医学统计学的定义 ………… （1）
一、统计学定义及特点 …………… （1）
二、医学统计学的定义和研究
对象 ………………………… （1）
三、医学统计学的任务 …………… （2）
第2节　医学统计学常用的基本
概念 ……………………… （2）
一、总体与样本 …………………… （2）
二、概率和频率 …………………… （3）
三、参数与统计量 ………………… （4）
四、误差 …………………………… （4）
第3节　医学统计资料的类型 ……… （5）
一、定量资料（计量资料） ………… （5）
二、分类资料（定性资料） ………… （5）
第4节　医学统计工作的基本
步骤 ……………………… （6）
一、统计设计 ……………………… （6）
二、统计资料的搜集 ……………… （7）
三、统计整理 ……………………… （7）
四、统计分析 ……………………… （8）
第2章　定量资料的统计描述 …… （10）
第1节　定量资料的频数分布 …… （10）
一、频数表 ………………………… （10）
二、直方图 ………………………… （11）
三、频数分布 ……………………… （12）
第2节　定量资料集中趋势的统计
描述 …………………… （12）
一、算术均数 ……………………… （13）
二、几何均数 ……………………… （14）
三、中位数 ………………………… （15）
四、百分位数 ……………………… （17）
第3节　定量资料离散程度的统计
描述 …………………… （18）

一、全距 …………………………… （18）
二、四分位数间距 ………………… （19）
三、离均差总和、平均差和离均差
平方和 ……………………… （19）
四、方差 …………………………… （20）
五、标准差 ………………………… （20）
六、变异系数 ……………………… （22）
第4节　正态分布及应用 ………… （22）
一、正态分布的主要特征 ………… （22）
二、正态分布的应用 ……………… （23）
第3章　数值变量资料的统计推断 … （27）
第1节　均数的抽样误差与
标准误 ………………… （27）
一、抽样研究 ……………………… （27）
二、均数的抽样误差的计算 ……… （27）
第2节　t 分布 …………………… （29）
一、t 分布的概念 ………………… （29）
二、t 分布的图形与特征 ……… （29）
第3节　总体均数置信区间的
估计 …………………… （30）
一、点估计 ………………………… （30）
二、区间估计 ……………………… （31）
三、总体均数的区间估计 ………… （31）
四、置信区间的确切涵义 ………… （32）
第4节　t 检验与 u 检验 ……… （33）
一、假设检验的基本思想及
步骤 ………………………… （33）
二、t 检验 ………………………… （34）
三、均数的 u 检验 ……………… （37）
第5节　假设检验注意事项 ……… （38）
一、Ⅰ型错误和Ⅱ型错误 ……… （38）
二、假设检验应注意的问题 …… （39）
第4章　方差分析 ………………… （42）
第1节　方差分析简介 …………… （43）

第2节 单因素方差分析的应用 … (47)

第3节 多个样本均数的两两

比较 ……………… (49)

第5章 秩和检验 ……………… (56)

第1节 配对设计资料的符号秩和

检验 ……………… (56)

一、检验步骤 ……………… (57)

二、案例解析 ……………… (57)

第2节 完全随机设计两个样本资

料的秩和检验 ……………… (59)

一、检验步骤 ……………… (59)

二、案例解析 ……………… (59)

第3节 完全随机设计多个样本资

料的秩和检验 ……………… (61)

一、基本步骤 ……………… (61)

二、案例解析 ……………… (62)

第6章 分类变量资料的统计描述 … (66)

第1节 相对数 ……………… (66)

一、常用相对数 ……………… (66)

二、应用相对数的注意事项 …… (67)

第2节 率的标准化法 ……………… (69)

一、标准化法的意义 ……………… (69)

二、标准化率的计算 ……………… (69)

三、应用标准化法的注意事项 … (71)

第7章 分类变量资料的统计推断 … (73)

第1节 率的抽样误差与 u 检验 … (73)

一、率的标准误 ……………… (73)

二、总体率的置信区间 ……………… (74)

三、率(构成比)的 u 检验 ……… (74)

第2节 卡方(χ^2)检验 ……………… (76)

一、χ^2 检验的基本思想与基本

步骤 ……………… (76)

二、四格表资料的 χ^2 检验 ……… (77)

三、配对四格表资料的 χ^2 检验 … (79)

四、行×列表资料的 χ^2 检验 …… (80)

第8章 直线相关与回归 ……………… (85)

第1节 直线相关 ……………… (85)

一、直线相关的概念 ……………… (85)

二、相关系数的意义与计算 …… (85)

三、应用直线相关分析时的注意

事项 ……………… (89)

第2节 直线回归 ……………… (89)

一、直线回归的概念 ……………… (89)

二、直线回归方程的计算 …… (90)

三、回归系数的假设检验 …… (90)

四、应用直线回归时的注意

事项 ……………… (92)

第3节 直线相关与回归的区别和

联系 ……………… (93)

一、区别 ……………… (93)

二、联系 ……………… (93)

第4节 等级相关 ……………… (93)

第9章 统计表与统计图 ……………… (98)

第1节 统计表 ……………… (98)

一、统计表的概念 ……………… (98)

二、统计表的基本结构和制作

要求 ……………… (98)

三、统计表的种类 ……………… (99)

第2节 统计图 ……………… (99)

一、统计图的基本结构和制作

要求 ……………… (100)

二、常用统计图及其绘制

要求 ……………… (100)

第10章 SPSS 统计软件的应用简介 ………

……………… (107)

第1节 原始数据的录入与

保存 ……………… (107)

第2节 SPSS 基本统计方法 …… (109)

一、数值资料的统计学描述 …… (109)

二、均数比较与检验 …… (114)

三、χ^2 检验 ……………… (118)

参考文献 ……………… (122)

自测题参考答案 ……………… (123)

附录 ……………… (125)

英汉统计名词对照 ……………… (143)

第1章

绪　论

　　医学统计学是一种对医学客观现象数量方面进行的调查研究活动。用数据说话,对数据进行分析。它不是远离我们的数学,而是现代医学的一门基本学科,是统计学的一个重要分支。

　　统计学能对事物进行推断、发现线索、提供信息,使得人们有根据地去改善对事物的认识。F. Galton 指出:"统计具有非凡的处理各种复杂问题的能力,它需要非常精细的方法和小心翼翼的解释。"统计学的研究目的是将实践上升到理论,并将理论归纳升华为科学定理。当科学家在探索问题的丛林中遇到难以逾越的障碍时,唯有统计学方法可以为其开辟一条前进的道路。

　　统计方法和统计术语是学习统计学必不可少的。如果不能准确理解和恰当使用统计语言,不能正确了解其含义,统计结果只能是一堆废话。统计不仅是一门科学,更是一门数据收集、处理、升华的艺术。

第1节　医学统计学的定义

一、统计学定义及特点

(一) 统计学的定义

　　统计学是一门阐明如何去收集、整理、显示、描述、分析数据和由数据得出结论的一系列概念、原理、原则、方法和技巧的方法论科学。它是一门独立的、实用性很强的通用方法论科学。统计学是挖掘数据背后的真理的科学。

(二) 统计学的特点

　　1. **数量性**　人们说"统计的语言是数据",指的就是统计的数量性。而统计数据来源于调查或试验。因此,统计数据是客观存在的、具体的、有时空条件的量。

　　2. **总体性**　统计学是以客观现象总体的数量方面作为研究对象,就是说统计的数量研究是对总体中各单位普遍存在的数量事实进行大量观察与综合分析,从而得出反映总体的数量特征。

　　3. **变异性**　客观现象是不断发展变化的,构成总体的个体是互有差异的,这种差异统计学上称为**变异**。它包括时间上的变异和空间上的变异,有变异才有必要去统计。

二、医学统计学的定义和研究对象

(一) 医学统计学的定义

　　医学统计学就是统计学在医学中的运用,它是运用概率论与数理统计的原理及方法,结合医学研究实际,研究医学现象的数据资料的搜集、整理、分析与推断的一门学科。

(二) 医学统计学的研究对象

医学统计学研究的对象主要是人体以及与人的健康有关的各种因素。如在同样条件下,用同一种药物来治疗某病,有的患者被治愈,有的疗效不显著,有的可能无效甚至死亡。由于引起客观现象差异的原因是多种多样的,一类原因是普遍的、共同起作用的主要因素,另一类原因则是偶然的、随机起作用的次要因素。这两类原因总是错综复杂地交织在一起,并以某种偶然性的形式表现出来。

三、医学统计学的任务

医学统计学的任务就是要从看起来是错综复杂的偶然性中揭露出潜在的必然性,即事物的客观规律性。如临床要观察某种疗法对某病的疗效时,如果观察的患者很少,便不易正确判断该疗法对某病是否有效;但当观察患者的数量足够多时,就可以得出该疗法在一定程度上有效或无效的结论。医疗是概率论应用的重要领域。随着观察数的增多,有效的治疗方法会充分地显示出来。因此,医学统计学是医学科学研究的重要工具。

第2节 医学统计学常用的基本概念

一、总体与样本

(一) 总体

1. **总体的定义** 根据研究目的所确定的同质观察单位的全体就是**总体**。它是由客观存在的、具有某种共同性质的、许多个体所构成的整体。总体是同质的所有的观察单位某种观察值的集合。如调查某地 2011 年 7 岁正常男童的身高,则观察对象是该地 2011 年全体 7 岁正常男童,观察单位是每个正常男童,该地 2011 年全体 7 岁正常男童的身高值就构成了一个总体。

2. **统计总体的特点** 构成一个统计总体,必须同时具备以下三个特点。

(1) 同质性:构成总体的各个单位,必须在某些点具有共性。

(2) 大量性:构成总体的个体数目要足够多。这个足够多的数目是根据研究目的确定的。

(3) 差异性:构成总体的个体既有共性又有个性。个性是指各单位之间的差异,这些差异有属性上的差异和数量上的差异。共性是指这些个体来自于同一总体,是同质的。

3. **总体的分类** 总体分为有限总体和无限总体。总体包含的观察单位是大量的甚至是无限的,称为**无限总体**。总体包含的观察单位数是有限的,称为**有限总体**。

(二) 样本

1. **样本的定义** 总体中的单个或部分观察单位称为**样本**。

2. **抽样** 从总体中抽取部分或单个观察单位的过程。在实际工作中,一般不可能或不必要对每个观察单位逐一进行研究,我们只能从总体中抽取一部分观察单位加以实际观察或调查研究,根据对这一部分观察单位的研究结果,再去推论和估计总体情况。抽样的目的在于用样本推论总体,每次抽取的样本个数称为**样本含量**。

3. **抽样的原则** 为了使样本能够正确反映总体情况,在抽取样本的过程中,必须遵守随机原则;抽样误差可以事先确定并加以控制,具有一定置信度;样本的观察单位还要有足够的数量。

其中,随机原则是指完全排除主观因素,每个单位被抽中的机会均等,抽中与否全凭偶然。

二、概率和频率

(一)事件

事件是指在某一确定条件下所发生的现象。

1. 确定性事件　是指在一定条件下一定会发生或一定不会发生的现象。其表现结果为两种事件:肯定发生某种结果的称为**必然事件**;肯定不发生某种结果的称为**不可能事件**。

如在适当温度湿度下经一定时间孵化,正常受精鸡蛋必然会孵出小鸡来,而石头是不可能孵出小鸡来的。必然事件与不可能事件虽然形式相反,但两者发生某种结果与否都是确定的。

2. 随机事件　在同样条件下可能会出现两种或多种结果,究竟会发生哪种结果,事先不能确定,其表现结果称为**随机事件**。

如任意抛掷一枚硬币,可能图案向上也可能币值向上,抛掷前不能肯定,这是一个随机现象,而结果出现"图案向上"则是一个随机事件。

随机事件的特征:①随机性;②规律性。

随机事件每次发生的可能性的大小是确定的。

(二)频率和概率

1. 频率　假设在相同条件下,独立地重复做 n 次试验,某随机事件 A 在 n 次试验中出现了 m 次,则比值 m/n 称为随机事件 A 在 n 次试验中出现的频率。

2. 概率　概率是描述随机事件发生可能性大小的数值,常用 P 表示。某一随机事件发生的次数 m 占所有随机事件发生总次数 N 的比率就是该事件的概率。

随机事件概率的大小在 0 与 1 之间,即 $0 \leqslant P \leqslant 1$。$P$ 越接近 1,表示某事件发生的可能性越大;P 越接近 0,表示某事件发生的可能性越小。概率 $P = 0$ 称为不可能事件,概率 $P = 1$ 称为必然事件。

3. 小概率事件　统计学中通常将 $P \leqslant 0.05$ 或者 $P \leqslant 0.01$ 的事件称为**小概率事件**,表示在一次实验或观察中该事件发生的可能性很小,可视为不发生。

4. 频率与概率的关系　实践证明,虽然个别随机事件在某次试验或观察中可以出现也可以不出现,但在大量重复试验中它却呈现出明显的规律性。当试验重复很多次时,随机事件 A 的频率 m/n 就会在某个固定的常数 P 附近摆动,而且 n 愈大,m/n 摆动的幅度愈小。这种规律性称之为**统计规律性**。

频率的稳定性说明随机事件发生的可能性大小是随机事件本身固有的、不以人们意志为转移的客观属性。所以在医学科研中,当 n 足够大时,就以频率作为概率的近似值。

由此可见,频率是就样本而言的,而概率是从总体的意义上说的。概率为预计某一事件发生的可能性大小提供了衡量的尺度。许多数学家、统计学家对概率及其计算作出了巨大的贡献,提出了概率论的公理化体系。概率论实际上就是研究随机事件规律性的科学。

> **链接**
>
> 　　例如，某病患者50名，用某疗法治疗后，其中45人痊愈，治愈者占治疗人数的45/50，这是频率。因为数量少，这个频率可能波动较大。假如经过长期的大量观察，积累数百、数千例，得到治愈率为80%，我们就可以说，该疗法治愈某病的概率近似值为80%。
>
> 　　又如，某院妇产科在一个月内出生婴儿50名，其中男婴27名，占新生儿数的27/50，这叫频率。大量统计表明，人口中男女的比例基本上是1:1。这是个较稳定的常数，即概率的近似值。于是，在婴儿分娩前，我们就可用它作为尺度，预计是男性的概率为1/2(0.5或50%)，是女性的概率也为1/2(0.5或50%)。

三、参数与统计量

（一）参数

参数是描述总体特征的数值，如反映数据的集中趋势的总体平均数、反映数据的变异程度的总体方差、反映不同总体的相关关系的相关系数等。

（二）统计量

统计量是描述样本特征的量，如样本平均数、样本方差、样本相关系数等。统计量可以由样本观测值计算得到。一般来说，每一个总体参数都有一个对应的样本统计量。因而，由样本推断总体也可以理解为由统计量推断参数。

四、误　　差

统计上所说的误差泛指测量值与真实值之差、样本指标与总体指标之差。误差主要有以下三种。

（一）系统误差

系统误差是指数据搜集和测量过程中由于仪器未校正、测量者感官的某种障碍、操作人员掌握测量标准偏高或偏低等原因，造成观察结果呈倾向性的偏大或偏小，使观察值不是分散在真实值两侧，而是有方向性、系统性或周期性地偏离真实值。

这类误差可以通过实验设计和技术措施来消除或使之减弱，但不能靠概率统计办法来消除或减弱。这种误差称为系统误差。其特点是具有累加性。

（二）随机误差

随机误差是指排除了系统误差后尚存的误差。由于一些非人为的偶然因素使观察值不按方向性和系统性而随机地变化，结果或大或小，是不确定、不可预知的。

随机误差服从正态分布，可以用概率统计方法处理。随机误差分为随机测量误差和随机抽样误差，最重要的是随机抽样误差。

1. 随机抽样误差　　是从同一总体中随机抽取若干个大小相同的样本，各样本平均数（或率）之间会有所不同。这些样本间的差异，同时反映了样本与总体间的差异。由于从总体中随机抽取样本出现的误差，统计上称为随机抽样误差（或抽样波动）。抽样误差在医学生物实验中最主要的来源是个体的变异，所以这是一种难以控制、不可避免的误差。但随机抽样误差是有一定规律的。研究和运用抽样误差的规律，是根据样本估计总体时所必须掌握的基本概念之一，也是医学统计学的重要内容之一。

2. 随机测量误差　　又称偶然误差，是由于对同一受试对象或检样采用同一方法重复测定时所出现的误差。如用天平称量同一个烧杯的重量，重复测定多次，其结果会有波动。控制重复误差的手段主要是改进测定方法和提高操作者的熟练程度。重复是控制实验误差大小的手段,以便分析和减少实验误差。随机测量误差随测量次数增加而减小。

(三) 错误

错误是指由于工作人员责任心不强,思想不集中,粗心大意所引起的误差。如抄错数字,算错了结果,这都叫错误。只要我们认真,错误是可以避免的。

第 3 节　医学统计资料的类型

医学统计资料一般分为定量资料与分类资料两大类,介于其中的还有等级资料。不同类型的资料应采用不同的统计分析方法。因此,掌握统计资料的定义对学习具体的统计方法很重要。

一、定量资料(计量资料)

对每个观察单位的各项指标用定量的方法,通过测量得到的数值,我们把这样收集到的资料称为**定量资料**,又称为计量资料。定量资料一般有度量衡单位。如调查某地 10 岁女童的身体发育状况,以人为观察单位,测量每个人的身高(cm)、体重(kg)和血压(mmHg)等,又如以每个采样点为观察单位,测得不同采样点的二氧化碳浓度(mg/L),这样搜集起来的资料为定量资料。

二、分类资料(定性资料)

(一) 分类资料的定义

先将观察单位按某种属性或类别分组,然后清点所得各组的观察单位数,收集起来的资料称为**分类资料**,又称为计数资料或定性资料。例如,对某小学全体学生进行蛔虫卵粪检,每个学生是一个观察单位,将每个学生根据粪检结果分为阳性组和阴性组,计数每组的人数;又如调查某人群的血型分布,搜集整理后按 A、B、AB、O 四型分组,获得各血型组的人数。

(二) 分类资料的类型

1. 无序分类资料　各分类资料之间无数量程度上的差别,分为二项分类资料和多项分类资料。

(1) 二项分类资料:结果分为阳性与阴性两类,表现为互不相容的两类属性,如调查吸毒者的 HIV 感染情况。

(2) 多项分类:分类结果多,表现为互不相容的多个类别。如人类的 ABO 血型,以人为观察单位,结果分为 A 型、B 型、AB 型和 O 型。

2. 有序分类资料　各类资料之间有程度的差别,给人以"半定量"的概念,亦称等级资料。如测定某人群某血清学反应,以人为观察单位,结果可分"－"、"±"、"＋"、"＋＋"4 级;又如观察某药治疗十二指肠溃疡的疗效,以每个患者为观察单位,治疗效果分为痊愈、显效、好转、无效 4 级。

分辨定量资料和分类资料,原则上并不困难。通常凡是用仪器、工具测得的数据都是定量资料,如身高、体重、肺活量、红细胞数、白细胞数等属定量资料。通常按性质、类别分组后清点得到的数目,如男性人数、女性人数、阳性人数、阴性人数、动物实验的各种结果的例数等都是分类资料。按等级分组资料不难确认,凡是按程度不同分多个组后清点数目,一般都属于等级资料。

（三）两类资料的转化

在医学实践中,根据分析研究的目的,分类资料与定量资料可以互相转化。例如,血压值本是定量资料,但如果将一组 20～40 岁成年人的血压值分为血压正常与血压异常两组,再清点各组人数,于是这组血压资料就转化成为分类资料了。假若将这组血压值按低血压（<80/60mmHg）、正 常 血 压（80～130/60～89mmHg）、轻中度高血压（>130/90～110mmHg）、重度高血压（>130/110mmHg）的等级顺序分组,清点各组人数,这时这组血压资料又转化为等级资料了。由于定量资料可以得到较多的信息,所以凡能定量的,应尽量采用定量资料。

第4节 医学统计工作的基本步骤

统计认识是一个由感性认识到理性认识、不断发展与深化的过程,统计工作要完成这个过程,一般要经过统计设计、统计资料的搜集、统计整理、统计分析四个阶段。这四个步骤是相互联系、不可分割的。

一、统 计 设 计

统计设计是统计工作的第一个工作阶段,根据统计研究对象的性质和统计研究的目的,对统计工作的各个方面和各个环节进行通盘考虑和安排,设计出具体实施方案的工作阶段。统计设计是关键的一步,有调查设计和实验设计之分。

（一）调查设计

调查设计一般包括专业设计和统计设计。它包括资料搜集、整理与分析过程的统计设想和科学安排。搜集资料的调查计划,在整个设计中占主要地位,应解决以下问题。

1. 明确调查目的和指标 任何调查研究都要有明确目的。尽管各项调查的具体目的不同,但从解决问题的统计角度来说包括两方面:一是了解参数(即总体的统计指标数值),用以说明总体特征,如某地居民某病患病率、环境中某有害物质的平均浓度;二是研究现象间的相关联系,以探索病因,如环境污染与健康的关系。应根据调查目的确定调查要得到哪些指标。

2. 确定调查对象和观察单位 调查对象是根据调查目的和指标确定的调查同质的总体范围。观察单位是将开展调查的总体中的个体。

3. 调查方法 根据调查对象的范围,可分为普查和非全面调查。普查是将组成总体全部观察单位加以调查。非全面调查包括典型调查和抽样调查两种。典型调查是有意识的选择好的、中间的或坏的典型来调查,一般多用于社会调查或检查卫生工作等。抽样调查是通过随机抽样来推测总体特征,在实际工作中应用最多。选择什么样的调查方法是由调查目的所确定的。

4. 调查方式 包括直接观察、采访、填表和通信四种方式。前两种调查资料由参加研究的人员直接记录,质量可靠。后两种则由被调查者自己填写,误差会较大,只有在必要时才应用。

5. 调查项目和调查表设计 把调查项目列成调查表,应精简明了,必需的项目不可遗漏,无关项目不要列入表内,便于填表人理解和正确填写。拟订调查表应注意以下事项:①只包括能解决调查任务所必需的问题;②只包括那些能得到答复的问题;③避免引起被调查者的疑虑;④问题答案定义要明确。

调查表一般分为一览表和个案卡片。一览表在一张表格中可记录许多个对象,当填写项目不多时常用。研究项目较多时采用个案卡。有的还将每个项目编数码,以便应用汇总统计。

6. 样本含量的估计 根据研究目的要求、研究对象特点和抽样方法决定样本大小。详细的样本含量的估计,应根据预试和容许误差通过公式计算。样本含量计算方法可参阅有关统计书籍。

(二)实验设计

实验设计是实验研究极其重要的一个环节。医学实验的基本要素包括处理因素、受试对象和实验效应三部分。如用某种铁制剂治疗缺铁性贫血患者,观察血红蛋白升高情况,该铁制剂即处理因素,缺铁性贫血患者即受试对象,血红蛋白的测量值即实验效应。实验设计应遵循对照、重复(即样本含量)和随机的原则。

二、统计资料的搜集

医学统计资料主要来自以下四方面。

(一)统计报表

统计报表如疫情报表、医院工作报表等,这些都是根据国家规定的报告制度,由医疗卫生机构定期逐级上报的。这些报表提供了较全面的居民健康状况和医疗卫生机构的主要数据,是总结、检查和制订卫生工作计划的重要依据。

(二)报告卡(单)

报告卡(单)如传染病和职业病发病报告卡、肿瘤发病及肿瘤死亡报告卡、出生报告单及死亡报告单等。要做到及时填卡(单),防止漏报。例如,出生后不久即死亡的新生儿要同时填写出生报告单和死亡报告单。

(三)日常医疗卫生工作记录

日常医疗卫生工作记录如门诊病历、住院病历、健康检查记录、卫生监测记录等。要做到登记完整、准确。

(四)专题调查或实验

一般统计报表和医院病历资料的内容都有局限性,要做到深入分析往往感到资料不全,所以经常采用专题调查或实验研究。

三、统 计 整 理

将统计调查得到的原始资料进行科学的分组和汇总形成综合统计资料的工作过程,是统计资料搜集的继续,也是进行统计分析的前提和基础。

资料整理的过程如下。

(1)在资料整理之前将收集到的数据和各种资料进行检查和核对。

(2)设计分组,分组有两种:①质量分组,即将观察单位按其属性或类别(如性别、职业、疾病分类、婚姻状况等)归类分组;②数量分组,即按观察单位数值大小(如年龄大小、血压高低等)分组。

两种分组往往结合使用,一般是在质量分组基础上进行数量分组。如先按性别分组,再按身高的数值大小分组。

（3）按分组要求设计整理表，进行手工汇总（划记法或分卡法）或用计算机汇总。

四、统 计 分 析

按设计的要求，根据研究目的和资料的类型，对整理出的基础数据作进一步的计算分析和统计处理，并用适当的统计图表表达出来，用统计方法阐述规律性，得出结论。

小结

本章主要讲解了医学统计学的基本概念及本学科常用的基本概念，如总体与样本、概率与频率、小概率事件、参数与统计量。本章还讨论了统计资料的类型以及统计工作的基本步骤等内容。

自测题

一、名词解释

总体　样本　统计量　参数　抽样误差　概率

二、选择题

1. 在实际工作中，同质是指（　　）
   A. 被研究指标的非实验影响因素均相同
   B. 研究对象的测量指标无误差
   C. 被研究指标的主要影响因素相同
   D. 研究对象之间无个体差异
   E. 以上都是

2. 变异是指（　　）
   A. 各观察单位之间的差异
   B. 同质基础上，各观察单位之间的差异
   C. 各观察单位某测定值差异较大
   D. 各观察单位有关情况不同
   E. 以上都是

3. 统计中所说的总体是指（　　）
   A. 根据研究目的确定的同质的全部个体
   B. 根据地区划分的研究对象的全体
   C. 根据时间划分的研究对象的全体
   D. 随意想象的研究对象的全体
   E. 根据人群划分的研究对象的全体

4. 统计中所说的样本是指（　　）
   A. 从总体中随意抽取一部分
   B. 有意识地选择总体中的典型部分
   C. 依照研究者的要求选取有意义的一部分
   D. 从总体中随机抽取有代表性的一部分
   E. 以上都不是

5. 随机测量误差使调查结果（　　）
   A. 大部分偏高
   B. 大部分偏低

C. 统一偏高或偏低
D. 存在误差且该误差无规律性
E. 存在误差但该误差有一定的规律性

6. 随机抽样误差使测量结果（　　）
   A. 大部分偏高
   B. 大部分偏低
   C. 统一偏高或偏低
   D. 存在误差且该误差无规律性
   E. 存在误差但该误差有一定的规律性

7. 系统误差使调查结果（　　）
   A. 大部分偏高
   B. 大部分偏低
   C. 统一偏高或偏低
   D. 存在误差且该误差无规律性
   E. 存在误差但该误差有规律性

8. 统计学中可以根据（　　）的分布规律，对总体进行统计学推断
   A. 误差　　　　　　　B. 过失误差
   C. 系统误差　　　　　D. 随机抽样误差
   E. 以上都不是

9. 小概率事件是指（P 是随机事件发生的概率）（　　）
   A. $P \leqslant 0.05$　　　　B. $P \leqslant 0.5$
   C. $P \leqslant 0.1$　　　　D. $P \leqslant 0.20$
   E. $P < 0.08$

10. 某医生欲研究各种生化指标与糖尿病的关系，测量患者的血糖、血压、胆固醇，这些资料为（　　）
    A. 定量资料　　　　B. 有序分类资料
    C. 无序分类资料　　D. 二项分类资料

E. 以上都不是

11. 同性三胞胎的身长、体重均有不同,认为是
（ ）
    A. 变异　　　　　B. 同质
    C. 系统误差　　　D. 抽样误差
    E. 随机测量误差

12. 若在测量某人群的体重时,同一调查人员对同
一观察对象测量两次体重,两次体重结果相差
0.02kg,则该误差属于（ ）
    A. 过失误差　　　B. 偏差
    C. 系统误差　　　D. 随机抽样误差
    E. 随机测量误差

13. 某小学校调查本校学生的体重指数(BMI),先
在各年级各班随机抽取了 100 名学生,测得
BMI 平均值为 17.02,后按同样方法随机抽取

300 名学生,测得其 BMI 平均值为 16.98,该
误差为（ ）
    A. 过失误差　　　B. 偏差
    C. 系统误差　　　D. 随机抽样误差
    E. 随机测量误差

14. 对某次考试成绩进行统计,分数小于 60 分者
成绩记为 1,60～75 记为 2,75 以上记为 3,该
资料称为（ ）
    A. 定量资料　　　B. 有序分类资料
    C. 无序分类资料　D. 二项分类资料
    E. 以上都不是

三、简答题

1. 什么是同质? 什么是变异?
2. 误差的种类及各种误差产生的原因是什么?

第2章

定量资料的统计描述

通过新生入学体检，可以获得全班同学的身高、体重、血压、血红蛋白等测量值，这些都属于定量资料的原始资料。如何有效地组织、整理和表达定量资料的信息呢？我们可以通过统计图表（如频数表、直方图）揭示资料的分布类型和特征，利用统计指标（如平均数、标准差）描述资料的集中趋势与离散程度。

第1节　定量资料的频数分布

[**例 2-1**]　某地用随机抽样方法检查了 140 名成年男子的红细胞数，检测结果如表 2-1 所示。

表 2-1　某地 140 名成年男子红细胞数（$\times 10^{12}/L$）

4.76	5.26	5.61	5.95	4.46	4.57	4.31	5.18	4.92	4.27	4.77	4.88
5.00	4.73	4.47	5.34	4.70	4.81	4.93	5.04	4.40	5.27	4.63	5.50
5.24	4.97	4.71	4.44	4.94	5.05	4.78	4.52	4.63	5.51	5.24	4.98
4.33	4.83	4.56	5.44	4.79	4.91	4.26	4.38	4.87	4.99	5.60	4.46
4.95	5.07	4.80	5.30	4.65	4.77	4.50	5.37	5.49	5.22	4.58	5.07
4.81	4.54	3.82	4.01	4.89	4.62	5.12	4.85	4.59	5.08	4.82	4.93
5.05	4.40	4.14	5.01	4.37	5.24	4.60	4.71	4.82	4.94	5.05	4.79
4.52	4.64	4.37	4.87	4.60	4.72	4.83	5.33	4.68	4.80	4.15	4.65
4.76	4.88	4.61	3.97	4.08	4.58	4.31	4.05	4.16	5.04	5.15	4.50
4.62	4.73	4.47	4.58	4.70	4.81	4.55	4.28	4.78	4.51	4.63	4.36
4.48	4.59	5.09	5.20	5.32	5.05	4.41	4.52	4.64	4.75	4.49	4.22
4.71	5.21	4.94	4.68	5.17	4.91	5.02	4.76				

如何有效地组织、整理和表达以上数据的信息呢？

实际工作中，无论是实验还是临床观察等途径得到的原始数据，若为定量资料且观察的例数较多，可以对数据进行分组，然后制作频数表或绘制直方图，来显示数据的分布规律。

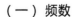

一、频　数　表

（一）频数
频数即观察数据的个数。

10

（二）频数表

所谓频数表,即指列出观察指标的可能取值区间及其在各区间内出现的频数,所得到的统计表,也称为频数分布表,能较完整地体现观察数据在其取值范围内分布的情况。具体方法为:先根据观察值的大小进行分组,然后计算每组观察值出现的次数。频数表的编制步骤如下。

1. 确定组数 k　组数通常选择在 8～15。若资料在 100 例以上,一般取 10 个组左右;若例数较少组数可相应减少。总之,组数以能显示数据的分布规律为宜,若组数不适宜,将会导致数据信息损失及资料表达粗略。表 2-1 例数为 140,拟定组数 $k=10$。

2. 确定组距 i　参考组距为 $i=R/k$,R 为全距,k 为组数。

（1）计算全距 R,也称为极差。

$$R=最大值-最小值=5.95-3.82=2.13$$

（2）计算组距 i。

$$i=R/k=2.13/10\approx0.213$$

组距以相等为宜,尽量取较整齐的数值,方便计算。表 2-1 的可取为 0.2。

3. 确定组段　频数表必须涵盖整个资料范围的全部数据,即一个数据必须能够归属于某一个组,同时只能归属于一个组,不能兼属。为此,实际组段在每组中只包含下限,不包含上限(各组段的最小值为该组段的下限,最大值为该组段的上限)。如第二组段"4.00～"包含下限 4.00,不包含上限 4.20。

根据第一段包含最小值、最后一组段包含最大值的基本原则,按照组距 $i=0.2$,确定组段。表 2-1 的组段为 3.80～、4.00～、4.20～、4.40～、4.60～、4.80～、5.00～、5.20～、5.40～、5.60～、5.80～6.00。第一组段"3.80～"包含最小值 3.82,最后一组段"5.80～6.00"包含最大值 5.95;第一组段"3.80～"的下限为 3.80,上限为 4.00,该组段包含下限 3.80,不包含上限 4.00;最后一组段"5.80～6.00"的下限为 5.80,上限为 6.00,该组段包含下限 5.80,不包含上限 6.00。

4. 用手工编制划记表　列一表格,将确定的组段按由小到大的顺序列入(1)列;按照"下限 $\leqslant x <$ 上限"的原则确定每一数据 x 应归属的组段,划记列入(2)列;将(2)列的划记进行汇总清点得到各组段的频数,列入(3)列;案例 2-1 的频数表,如表 2-2 所示。

表 2-2　某地 140 名成年男子红细胞数的频数表

红细胞数（$\times10^{12}$/L） (1)	划记 (2)	频数 f (3)	红细胞数（$\times10^{12}$/L） (1)	划记 (2)	频数 f (3)
3.80～	丁	2	5.00～	正正正丁	17
4.00～	正一	6	5.20～	正正下	13
4.20～	正正一	11	5.40～	正	4
4.40～	正正正正正	25	5.60～	丁	2
4.60～	正正正正正正丁	32	5.80～6.00	一	1
4.80～	正正正正正丁	27			

二、直　方　图

直方图是以垂直条段代表频数分布的一种图形,能直观、形象地表示频数分布的形态和特征。条段的高度代表各组的频数,由纵轴标度;条段的宽度表示组距,各组的组段由横轴标度。将表 2-2 资料绘制直方图,如图 2-1 所示。

从图 2-1 可看出该地区成年男子红细胞数的分布特点:数据多集中在 $4.80 \times 10^{12}/L$ 附近,两侧对称下降,最小值不低于 $3.80 \times 10^{12}/L$,最大值不超过于 $6.00 \times 10^{12}/L$。

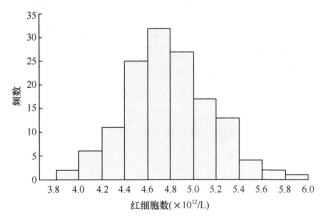

图 2-1　140 名成年男子红细胞计数的直方图
(引自马斌荣主编《医学统计学》)

三、频 数 分 布

(一) 频数分布的特征

从频数表中可以看出频数分布的两个重要特征,即集中趋势和离散程度。

(二) 频数分布的类型

频数分布有对称分布和偏态分布两大类型。

在对称分布资料中有一种非常重要的分布类型——正态分布,其特征是中间组段的频数最多,两侧的频数分布对称,并按一定的规律下降,表 2-2 的频数分布即近似呈正态分布(图 2-1)。偏态分布是指频数分布不对称,集中位置偏向一侧。若集中位置偏向数值小的一侧,称为正偏态分布。集中位置偏向大的一侧,称为负偏态分布。

(三) 频数分布表的用途

(1) 作为陈述资料的形式,可以代替繁杂的原始资料,便于进一步分析。

(2) 便于观察数据的分布类型。判断医学研究资料属于对称分布还是偏态分布,在统计分析时常需要根据资料的分布形式选择相应的统计分析方法。

(3) 便于发现资料中某些远离群体的特大或特小的可疑值。如在频数表中连续出现 0 的频数后,又出现了一些频数就值得怀疑,应进行检查和核对,必要时可通过检验决定取舍。

(4) 当样本含量比较大时,可用各组段的频率作为概率的估计值。如表 2-2 第(4)栏除以总例数即可得到各组段的频率,由此可推测出成年男子的红细胞数值出现在各组段的概率分别为 1.4%、4.3%、7.9%、…、0.7%。

总之,通过频数分布和直方图,可以大致看出观察值的形态和特征。如果需要进一步用数字集中、明确地描述频数分布的特征,则应使用统计指标描述的方法。

第 2 节　定量资料集中趋势的统计描述

测得某地某小学 1000 名学生的身高值,如何对不同年级、同一年级不同班级、同一班级不同性别的学生身高值大小进行比较？

定量资料集中趋势一般用平均数来表示。平均数是描述一组观察值集中位置或平均水平的统计指标，常作为一组数据的代表值用于分析和进行组间比较。

平均数有多种，常见的有算术均数、几何均数和中位数。

一、算 术 均 数

算术均数简称为均数，用于说明一组观察值的平均水平或集中趋势，是描述计量资料的一种最常见的方法。主要适用于对称分布或偏斜度不大的资料，尤其适合正态分布资料。总体均数用希腊字母 μ（读作 mu；）表示，样本均数用 $\bar{x}$ 表示。

算术均数计算有直接法和加权法。

（一）直接法

当观察值个数不多时，将所有的观察值相加除以观察值例数，写成公式为

$$\bar{x} = \frac{x_1 + x_2 + \cdots + x_n}{n} = \frac{\sum x}{n} \qquad (2.1)$$

式中：$\bar{x}$ 表示样本均数；Σ 是希腊字母（读作 sigma），表示求和的符号；n 为样本观察例数。

[例2-2]　7名9岁男孩的身高分别为 133.8、119.3、135.5、123.6、130.1、122.5、128.6（cm），求平均身高。

用公式（2.1）直接计算

$$\bar{x} = \frac{x_1 + x_2 + \cdots + x_n}{n} = \frac{\sum x}{n}$$
$$= (133.8 + 119.3 + 135.5 + 123.6 + 130.1 + 122.5 + 128.6)/9$$
$$= 127.63 （\text{cm}）$$

故7名9岁男孩平均身高为127.63cm。

（二）加权法

当观察例数较多时，用公式（2-1）计算均数比较麻烦，为计算方便，可将观察值分组编成频数表，用加权法求均数。可以把各组的组中值视为各观察值的代表值，分别乘以各组的频数得到各组观察值之和，然后将它们相加得到观察值的总和再除以总例数。公式如下

$$\bar{x} = \frac{f_1 x_1 + f_2 x_2 + \cdots + f_k x_k}{f_1 + f_2 + \cdots + f_k} = \frac{\sum fx}{\sum f} \qquad (2.2)$$

式中：k 表示频数表的组段数；$f_1, f_2, \cdots, f_k$ 表示 $1\sim k$ 组的频数，$x_1, x_2, \cdots, x_k$ 表示 $1\sim k$ 组的组中值（组中值等于该组的上限加下限之和除以2）。

链接

曹冲称象的故事家喻户晓，直接称量大象非常麻烦且难以实施，曹冲施计用船作为载体，让大象上船划好浸水线，再用等重的石头取而代之，分批分组称石头的重量，累计起来得到其总和值，即为大象的重量。

算术均数加权法计算类似于此：将多个观察值按一定规律分组，再分组合计，累计起来得到所有观察值总和值，除以例数即得算术均数。

[**例 2-3**] 对表 2-1 资料用加权法求 140 名成年男子平均红细胞数。

1. 编制频数表(表 2-2)

2. 列算术均数加权法计算表(表 2-3)

表 2-3　某地 140 名成年男子红细胞数算术均数 $\bar{x}$ 加权法计算表

红细胞数($\times 10^{12}/L$)	组中值(X)	频数 f	fx
(1)	(2)	(3)	(4)
3.80～	3.90	2	7.80
4.00～	4.10	6	24.60
4.20～	4.30	11	47.30
4.40～	4.50	25	112.50
4.60～	4.70	32	150.40
4.80～	4.90	27	132.30
5.00～	5.10	17	86.70
5.20～	5.30	13	68.90
5.40～	5.50	4	22.00
5.60～	5.70	2	11.40
5.80～6.00	5.90	1	5.90
合计		$\sum f = 140$	$\sum fx = 669.20$

3. 计算算术均数

用公式(2.2)进行计算

$$\bar{x} = \frac{f_1 x_1 + f_2 x_2 \cdots + f_k x_k}{f_1 + f_2 + \cdots + f_k} = \frac{\sum fx}{\sum f}$$

$$= 669.20/140 = 4.78 \, (\times 10^{12}/L)$$

故 140 名成年男子平均红细胞数为 $4.78 \times 10^{12}/L$。

二、几何均数

几何均数用 G 表示,适用于观察值之间呈倍数变化的资料。医学研究中有一类比较特殊的材料,如抗体滴度、细菌计数、血清凝集效价、某些物质浓度等,其数据特点就是观察值间按倍数变化。对此可以计算几何均数来描述其平均水平。计算公式为

$$G = \sqrt[n]{x_1 x_2 \cdots x_n} \tag{2.3}$$

即将 n 个观察值连乘后开 n 次方,为了计算方便,常改用对数的形式计算

$$\lg G = \lg(x_1 x_2 \cdots x_n)^{\frac{1}{n}} = \frac{1}{n} \times \lg(x_1 x_2 \cdots x_n)$$

$$= \frac{1}{n} \times (\lg x_1 + \lg x_2 + \cdots + \lg x_n) = \frac{\sum \lg x}{n}$$

$$G = \lg^{-1}(\lg G)$$

$$G = \lg^{-1}\left(\frac{\lg x_1 + \lg x_2 + \cdots + \lg x_n}{n}\right) = \lg^{-1}\left(\frac{\sum \lg x}{n}\right) \tag{2.4}$$

即取观察值对数的均值再取反对数。

几何均数计算有直接法和加权法。

（一）直接法

当观察值个数不多时，直接用公式 2.4 进行计算。

[**例 2-4**]　测得 10 个人的血清滴度的倒数分别为 2、2、4、4、8、8、8、8、32、32，求平均滴度。用公式 2.4 直接计算

$$G = \lg^{-1}\left(\frac{\lg x_1 + \lg x_2 + \cdots + \lg x_n}{n}\right) = \lg^{-1}\left(\frac{\sum \lg x}{n}\right)$$

$$G = \lg^{-1}\left(\frac{\lg 2 + \lg 2 + \lg 4 + \lg 4 + \lg 8 + \lg 8 + \lg 8 + \lg 8 + \lg 32 + \lg 32}{10}\right) \approx 7$$

故 10 个人的血清滴度的平均水平为 1：7。

（二）加权法

当观察例数较多时，可将观察值分组编成频数表，用加权法求几何均数。用各组观察值对数分别乘以各组的频数得到各组观察值对数之和，然后将它们相加得到观察值的总和再除以总例数，再取反对数。用公式如下

$$G = \lg^{-1}\left(\frac{f_1 \lg x_1 + f_2 \lg x_2 + \cdots + f_k \lg x_k}{f_1 + f_2 + \cdots + f_k}\right) = \lg^{-1}\left(\frac{\sum f \lg x}{\sum f}\right) \tag{2.5}$$

式中：k 表示频数表的组段数；$f_1, f_2, \cdots, f_k$ 表示 1～k 组的频数；$x_1, x_2, \cdots, x_k$ 表示 1～k 组的观察值的倒数，如原始观察值为 1：20，则其倒数为 20。

[**例 2-5**]　某校 50 名学生接种某疫苗后测定其血清效价资料如下，求平均效价。

凝集效价	1：20	1：40	1：80	1：160	1：320
例数	6	9	21	8	6

1. 编制频数表
2. 列几何均数加权法计算表（表 2-4）
3. 计算几何均数　用公式 2.5 进行计算

$$G = \lg^{-1}\left(\frac{f_1 \lg x_1 + f_2 \lg x_2 + \cdots + f_k \lg x_k}{f_1 + f_2 + \cdots + f_k}\right)$$

$$= \lg^{-1}\left(\frac{\sum f \lg x}{\sum f}\right) = \lg^{-1}(94.85347/50)$$

$$= \lg^{-1} 1.8970694 = 78.8986$$

即 50 名学生接种某疫苗后血清效价几何均数为 1：78.8986。

表 2-4　50 名学生接种某疫苗后血清效价几何均数 G 加权法计算表

效价倒数 x	$\lg x$	例数 f	$f \lg x$
20	1.30103	6	7.80618
40	1.60206	9	14.41854
80	1.90309	21	39.96489
160	2.20412	8	17.63296
320	2.50515	6	15.03090
合计	—	50	94.85347

三、中　位　数

中位数用 M 表示，将一组观察值按从由小到大顺序排列 $x_1 \leqslant x_2 \leqslant \cdots \leqslant x_n$，居中

位置的数值即为中位数。适用于频数分布呈明显偏态或频数分布两端无确定数值的资料。

中位数计算有直接法和加权法。

（一）直接法

当观察值个数不多时，直接将一组观察值按从由小到大顺序排列 $x_1 \leqslant x_2 \leqslant \cdots \leqslant x_n$，找出居中心位置的数值即为中位数。

n 为奇数，先将观察值按由小到大的顺序排列，则位置居中的那个观察值即为中位数。计算公式为

$$M = x_{\frac{n+1}{2}} \tag{2.6}$$

n 为偶数，先将观察值按由小到大的顺序排列，则位置居中的两个观察值的平均数即为中位数。计算公式为

$$M = (x_{\frac{n}{2}} + x_{\frac{n}{2}+1})/2 \tag{2.7}$$

[例 2-6] 现测得 5 个人的 VLDL 中的载脂 B 蛋白的含量（mmol/L）为 0.0970、0.0322、0.1085、0.0617、0.0095，求中位数。

1. 将观察值按从由小到大顺序排列

$$0.0095 \quad 0.0322 \quad 0.0617 \quad 0.0970 \quad 0.1085$$

2. $n = 5$ 为奇数，用公式（2.6）直接计算

$$M = x_{\frac{5+1}{2}} = 0.0617(\text{mmol/L})$$

故 5 个人的 VLDL 中的载脂 B 蛋白的平均含量为 0.0617mmol/L。

[例 2-7] 现有 6 名梅毒性脑膜炎患者脑积液中细胞数为 53、28、160、450、96、124，求其中位数。

1. 将观察值按从由小到大顺序排列

$$28 \quad 53 \quad 96 \quad 124 \quad 160 \quad 450$$

2. $n = 6$ 为偶数，用公式（2.7）直接计算

$$M = (x_{\frac{n}{2}} + x_{\frac{n}{2}+1})/2 = (x_3 + x_4)/2 = (96 + 124)/2 = 110$$

故 6 名梅毒性脑膜炎患者脑积液中细胞数的平均值为 110。

（二）频数表法

当观察例数较多时，可将观察值分组编成频数表，用频数表法求中位数。根据各组的频数得到各组的累积频数（各组的累积频数＝上一组的累积频数＋该组的频数），根据各组的累积频数找出中位数所在组，然后按照公式（2.8）进行计算

$$M = L + \frac{i}{f_m}\left(\frac{n}{2} - \sum f\right) \tag{2.8}$$

式中：L、i、f_m 分别为中位数 M 所在组段的下限、组距、频数；$\sum f$ 为 M 所在组的前一组的累积频数。

[例 2-8] 今有 164 名食物中毒患者其潜伏期资料如下，求其平均水平。

潜伏期（小时）	0～	12～	24～	36～	48～	60～	72～84
人数	2	58	40	23	12	5	1

1. 编制频数表

2. 列中位数计算表(表 2-5)

3. 由表 2-5 可看出,中位数所在组为第二组即 "12〜"

4. 计算中位数,用公式 2.8 进行计算

$$M = L + \frac{i}{f_m}\left(\frac{n}{2} - \sum f\right) = 12 + \frac{12}{58}\left(\frac{164}{2} - 25\right)$$

$$= 23.79(小时)$$

即 164 名食物中毒患者潜伏期中位数为 23.79 小时。

表 2-5　164 名食物中毒患者潜伏期的中位数计算表

潜伏期(小时)	频数 f	累计频数
0〜	25	25
12〜	58	83
24〜	40	123
36〜	23	146
48〜	12	158
60〜	5	163
72〜84	1	164

四、百 分 位 数

(一)百分位数的含义

百分位数也是一种位置指标,用于描述一组观察值在某百分位置上的水平。第 x 百分位数以 P_x 表示。P_x 是一个数,其意义是将某变量的观察值按从小到大的顺序排列,比 P_x 小的观察值的个数占 $x\%$,比 P_x 大的观察值的个数占 $(1-x)\%$。例如,第 75 百分位数 P_{75} 意义是将某变量的观察值按从小到大的顺序排列,比 P_{75} 小的观察值的个数占 75%,比 P_{75} 大的观察值的个数占 25%。中位数是百分位数的特例,即为第 50 百分位数 P_{50}。

(二)百分位数的计算

百分位数的计算方法是:将观察值分组编成频数表,根据各组的频数得到各组的累积频数;进而求出各组的累积频率,各组的累积频率=(该组的累积频数/总例数)×100%;根据各组的累积频率找出百分位数所在组;然后按照公式(2.9)进行计算

$$M = L + \frac{i}{f_x}(n \times x\% - \sum f) \tag{2.9}$$

式中:L、i、f_x 分别为第 x 百分位数 P_x 所在组段的下限、组距、频数;$\sum f$ 为 P_x 所在组的前一组的累积频数。

[例 2-9] 计算例 2-8 的第 25、75、95 百分位数。

1. 编制频数表

2. 列百分位数计算表(表 2-6)

表 2-6　164 名食物中毒患者潜伏期的百分位数计算表

潜伏期(小时)	频数 f	累计频数	累计频率(%)	潜伏期(小时)	频数 f	累计频数	累计频率(%)
0〜	25	25	15.2	48〜	12	158	96.3
12〜	58	83	50.6	60〜	5	163	99.4
24〜	40	123	75.0	72〜84	1	164	100.0
36〜	23	146	89.0				

3. 由表 2-6 可看出,第 25、75、95 百分位数所在组依次为:第二组即"12〜",第三组即"24〜",第五组即"48〜"。

4. 计算百分位数,用公式 2.9 进行计算

$$M = L + \frac{i}{f_x}(n \times x\% - \sum f)$$

可分别求得

$$P_{25} = 12 + \frac{12}{58} \times (164 \times 25\% - 25) = 15.3(小时)$$

$$P_{75} = 24 + \frac{12}{40} \times (164 \times 75\% - 83) = 36.0(小时)$$

$$P_{90} = 48 + \frac{12}{12} \times (164 \times 90\% - 146) = 49.6(小时)$$

即 164 名食物中毒患者潜伏期 P_{25}、P_{75}、P_{90} 分别为 15.3 小时、36.0 小时、49.6 小时。

(三)百分位数的应用

(1)第 50 百分位数 P_{50} 即中位数,与均数、几何均数的作用相同,均可用来反映一组数据的集中位置或平均水平。中位数不是由全部观察值综合计算出来的,不受少数特大或特小数值的影响,它的确定取决于它在数据序列的位置,在这一点上优于均数。但根据两组资料的不同中位数无法算出合并的中位数,因此在统计分析中的用途远不如均数那样广泛。

(2)百分位数用于描述资料的观察值序列在某百分位置的水平,中位数是其中的一个特例。多个百分位数结合起来使用常可以说明某一特定的问题。如描述资料的分散程度可用 P_{25} 及 P_{75},医学 95% 的参考值范围的规定可用 $P_{2.5}$ 及 $P_{97.5}$,研究青少年生长发育可用百分位数 P_5、P_{25}、P_{75}、P_{95} 划分等级等。

第 3 节 定量资料离散程度的统计描述

[例 2-10] 甲乙两组各 5 人的第一小时末血沉(mm/h)测量结果如下:

| 甲组 | 4 | 5 | 6 | 7 | 8 |
| 乙组 | 2 | 4 | 6 | 8 | 10 |

这两组变量值的平均数都是 6,但显而易见两组数据中甲组比较集中,即数据间变异较小,而乙组比较分散,即数据间变异较大。因此,将代表集中趋势的平均数与离散程度指标结合起来才能全面说明一组定量资料的分布特征。集中趋势指标描述一组观察值集中水平。离散程度指标则描述一组观察值的变异程度或偏离集中位置的程度。集中趋势和离散程度是频数分布的两个重要特征。

常用的离散程度指标有全距、四分位间距、离均差平方和、方差、标准差和变异系数等。

一、全 距

全距也称作极差,即观察值中最大值和最小值之差,用符号 R 表示。其计算公式为

$$R = x_{max} - x_{min}$$ (2.10)

用公式(2.10)对例 2-10 进行计算:

$$R_{甲} = 8 - 4 = 4(mm/h)$$

$$R_{乙} = 10 - 2 = 8(mm/h)$$

可见乙组变化大,甲组变化小。

全距的特点:简单明了,容易使用,如用于说明传染病、食物中毒等的最短、最长潜伏期等;但由于计算时只用到了最大值和最小值,而没有利用观察值中全部信息,故通常仅用于粗略地说明变量的变动范围。

二、四分位数间距

四分位数间距是特定的百分位数,用符号 Q 表示。第 75 百分位数为上四分位数(记作 Q_U);第 25 百分位数为下四分位数(记作 Q_L)。四分位数间距是上四分位数 Q_U 与下四分位数 Q_L 之差。可以看是全部观察值的位于中间的一半的极差。其计算公式为

$$Q = P_{75} - P_{25} \tag{2.11}$$

如由例 2-8 算出,164 名食物中毒患者其潜伏期的百分位数 P_{75} 和 P_{25} 的位置分别为 36.0 小时和 15.3 小时,则

$$Q = P_{75} - P_{25} = 36.0 - 15.3 = 20.7(小时)$$

与极差相似,四分位数间距越大,说明离散程度越大;反之,四分位数间距越小,说明离散程度越小。四分位数间距主要适用于分布呈明显偏态、分布的一端或两端无确定数值或分布不清的资料。四分位数间距虽然比极差相对稳定,但仍没有考虑到每个观察值的大小。

三、离均差总和、平均差和离均差平方和

(一) 离均差总和

离均差总和即每个变量值与均数之差的总和,其计算公式为

$$离均差总和 = \sum(x - \overline{x}) \tag{2.12}$$

离均差总和的特点:利用观察值中全部信息,但因差值有正有负,总和为 0,没有意义。

(二) 平均差

平均差即每个变量值与均数之差的绝对值总和的平均数,其计算公式为

$$平均差 = \frac{\sum |x - \overline{x}|}{n} \tag{2.13}$$

用公式(2.13)对例 2-10 进行计算

甲组:

$$平均差 = \frac{|4-6| + |5-6| + |6-6| + |7-6| + |8-6|}{5} = 1.2(mm/h)$$

乙组:

$$平均差 = \frac{|2-6| + |4-6| + |6-6| + |8-6| + |10-6|}{5} = 2.4(mm/h)$$

仍然可见乙组变化大,甲组变化小。

平均差的特点:利用观察值中全部信息,直观,易理解,比全距变异度大小更进一步;但由于用了绝对值,不便于数学处理,实际中很少使用。

(三) 离均差平方和

为了克服平均偏差的缺点,可以不通过取绝对值,而是通过取平方的方法来避免正负抵消,即使用离均差平方和,用符号 SS 表示。其计算公式为

$$SS = \sum (x - \overline{x})^2 \tag{2.14}$$

离均差平方和的特点:描述了每个观察值相对于集中位置的分散程度,但因为变量值个数愈多其值就愈大,通常作为一个中间统计量使用。

四、方　　差

为了避免变量值个数的影响,将离均差平方和再取平均即得到方差,用符号 s^2 表示。其计算公式为

$$s^2 = \frac{\sum (x - \overline{x})^2}{n} \tag{2.15}$$

需要注意的是,对于样本资料,在对离均差平方和取平均时,分母用 $n-1$ 代替 n 来校正。$n-1$ 称为自由度,用符号 υ(读作 niu)表示。它描述了一组观察值中,当 $\overline{x}$ 固定时,围绕 $\overline{x}$ 自由变动的观察值个数是 $n-1$,而不是 n。

$$s^2 = \frac{\sum (x - \overline{x})^2}{n-1} \tag{2.16}$$

方差的特点:便于数学上的处理,但由于有平方,度量衡单位发生变化,不便于实际应用。

五、标　　准　　差

方差的单位是度量衡单位的平方,在统计分析中为了方便,通常将方差取平方根,还原成与原始观察值单位相同的变异量度即为标准差,用符号 s 表示。其计算公式为

$$s = \sqrt{\frac{\sum (x - \overline{x})^2}{n-1}} \tag{2.17}$$

标准差是描述一组观察值变异程度最常用的指标。其计算方法有直接法和加权法。

(一)直接法

当观察值个数不多时,其计算公式为

$$s = \sqrt{\frac{\sum (x - \overline{x})^2}{n-1}} = \sqrt{\frac{\sum x^2 - (\sum x)^2 / n}{n-1}} \tag{2.18}$$

[例 2-11]　现测得 12 名患者血糖水平的测定值(mmol/L)为 6.55、6.12、7.35、6.53、7.15、6.66、6.71、6.53、7.21、5.31、6.93、7.05,求其标准差。

1. 列标准差 s 计算表(表 2-7)

表 2-7　12 名患者血糖水平测定值(mmol/L)s 计算表

x	x^2	x	x^2	x	x^2
6.55	42.9025	7.15	51.1225	7.21	51.9841
6.12	37.4544	6.66	44.3556	5.31	28.1961
7.35	54.0225	6.71	45.0241	6.93	48.0249
6.53	42.6409	6.53	42.6409	7.05	49.7025
				$\sum x = 80.10$	$\sum x^2 = 538.0710$

2. 用公式(2.18)直接进行计算：

$$s = \sqrt{\frac{\sum (x - \bar{x})^2}{n-1}} = \sqrt{\frac{\sum x^2 - (\sum x)^2/n}{n-1}}$$

$$= \sqrt{\frac{(538.7025 - 80.10^2)/12}{12-1}}$$

$$= 0.606 \, (\text{mmol/L})$$

即 12 名患者血糖水平的测定值的标准差为 0.606mmol/L。

（二）加权法

当观察例数较多时，可用加权法计算公式

$$s = \sqrt{\frac{\sum fx^2 - (\sum fx)^2/\sum f}{\sum f - 1}} \tag{2.19}$$

[例 2-12]　对表 2-1 资料用加权法求 140 名成年男子红细胞数的标准差。

1. 编制频数表

2. 列标准差加权法计算表（表 2-8）

表 2-8　某地 140 名成年男子红细胞数标准差 s 加权法计算表

红细胞数($\times 10^{12}$/L) (1)	组中值 x(2)	频数 f (3)	fx (4)	fx^2 (5)
3.80~	3.90	2	7.80	30.42
4.00~	4.10	6	24.60	100.86
4.20~	4.30	11	47.30	203.39
4.40~	4.50	25	112.50	506.25
4.60~	4.70	32	150.40	706.88
4.80~	4.90	27	132.30	648.27
5.00~	5.10	17	86.70	442.17
5.20~	5.30	13	68.90	365.17
5.40~	5.50	4	22.00	121.00
5.60~	5.70	2	11.40	64.98
5.80~6.00	5.90	1	5.90	34.81
合计	—	140	669.20	3224.20

3. 计算标准差，用公式 2.19 进行计算：

$$S = \sqrt{\frac{\sum fx^2 - (\sum fx)^2/\sum f}{\sum f - 1}}$$

$$= \sqrt{\frac{(3224.20 - 669.80^2)/140}{140-1}}$$

$$= 0.38 \, (\times 10^{12}/\text{L})$$

故 140 名成年男子平均红细胞数的标准差为 0.38×10^{12}/L。

六、变 异 系 数

在比较两个样本的变异程度时,如果两组数据的均数相差不大,单位也相同时,从标准差的大小就可以直接进行比较。但如果两组数据的均数相差较大或单位不同的几组观察值变异程度进行比较,标准差就不适宜了,全距、离均差平方和、方差等同样不适宜。在这种情况下,可以使用变异系数。变异系数用符号 CV 表示。其计算公式为

$$CV = \frac{s}{\overline{x}} \times 100\% \qquad (2.20)$$

链接

标准差 S:适用于对均数相差不大或单位相同的两组观察值的变异程度进行比较。

变异系数 CV:适用于均数相差较大或单位不同的几组观察值的变异程度进行比较。

[例 2-13] 测得某地成年人舒张压均数为 77.5mmHg,标准差为 10.7mmHg;收缩压均数为 122.9mmHg,标准差为 17.1mmHg。试比较舒张压和收缩压的变异程度。

舒张压和收缩压是两个不同的指标,虽然单位相同,但均数相差较大,如果用标准差来直接比较两个指标,会得出收缩压变异较大的结论。现用公式(2.20)计算两者的变异系数。

舒张压:
$$CV_{舒张压} = \frac{10.7}{77.5} \times 100\% = 13.8\%$$

收缩压:
$$CV_{收缩压} = \frac{17.1}{122.9} \times 100\% = 13.9\%$$

可见舒张压和收缩压的变异程度几乎没有什么差别。

第 4 节　正态分布及应用

在表 2-1 资料中,140 名成年男子红细胞计数分布绘制直方图,均数 $4.78 \times 10^{12}/L$ 附近人数最多,高峰位于中部,与均数相差越大人数越少,左右两侧大体对称,呈对称分布。如果抽样观察例数陆续增多,则会逐渐形成一条高峰位于中央(均数所在处),两侧完全对称地降低,但永远不与横轴相交的光滑钟形曲线,称为正态分布曲线(图 2-2)。

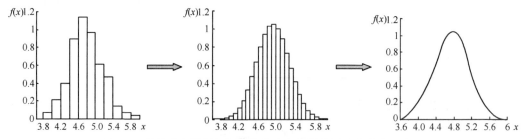

图 2-2　某地成年男子红细胞数的分布逐渐接近正态分布示意图
(引自马斌荣主编《医学统计学》)

一、正态分布的主要特征

(1)正态分布有两个参数:σ 和 μ,为总体参数,分别表示总体均数和标准差。而 $\overline{x}$ 和 s 表

示样本资料算得的统计量。

（2）正态分布以 μ 为中心左右对称，中间高，两头低，曲线呈钟形。

（3）正态分布曲线下的面积分布有一定的规律。所有的正态分布曲线，在 μ 左右的相同倍数的标准差范围内的面积相同。

在 $\mu \pm \sigma$ 范围内对应的曲线下的面积约为 68.3%；在 $\mu \pm 1.96\sigma$ 范围内对应的曲线下的面积约为 95%；在 $\mu \pm 2.58\sigma$ 范围内对应的曲线下的面积约为 99%（图 2-3）。

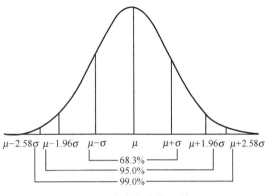

图 2-3　正态分布曲线下的面积
（引自马斌荣主编《医学统计学》）

（4）正态分布完全由 μ 和 σ 两个参数决定。μ 是位置（即平均水平）参数，决定分布曲线在横轴的偏移位置。当 σ 一定后，μ 增大，曲线沿横轴向右移动；反之 μ 减小，曲线沿横轴向左移动，如图 2-4 所示。σ 是变异参数，决定分布曲线的形态。σ 越大，曲线的形状越"矮胖"，表示数据分布越分散；σ 越小，曲线的形状越"瘦高"，表示数据分布越集中；如图 2-5 所示。

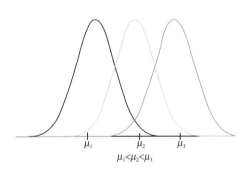

图 2-4　三种不同均值的正态分布
（引自马斌荣主编《医学统计学》）

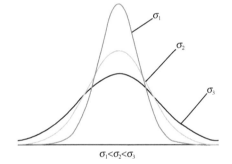

图 2-5　三种不同标准差的正态分布
（引自马斌荣主编《医学统计学》）

二、正态分布的应用

（一）判断资料的分布类型

用正态分布曲线下的面积分布规律考察表 2-1 某地 140 名成年男子红细胞数是否符合正态分布。其计算结果如表 2-9。

表 2-9　某地 140 名成年男子红细胞数实际分布与正态理论分布的比较

范围	红细胞数（$\times 10^{12}/L$）	实际分布		正态理论分布%
		人数	%	
$\bar{x} \pm s$	4.40～5.16	70	70.00	68.27
$\bar{x} \pm 1.96s$	4.04～5.52	96	96.00	95.00
$\bar{x} \pm 2.58s$	3.80～5.76	99	99.00	99.00

上表是在140个红细胞数内清点观察值个数所算得的百分比,由表发现实际分布与正态理论分布很近似,可以认为成年男子红细胞数服从正态分布。但应注意由样本变量值分布判断总体变量值分布是否符合正态分布,若从严要求,则必须进行统计学的正态性检验来判断。

(二) 确定医学参考值范围

医学参考值范围通常指大多数正常人的解剖、生理、生化、免疫及组织代谢产物的含量等各种数据的波动范围。医学研究中经常用到医学参考值范围,主要目的是用于临床疾病诊断。最常用的是95%参考值范围,也可选用80%、90%、99%等。

医学参考值范围计算时要选择单侧或双侧。有些指标如白细胞数过多过少均属异常,其参考值范围需要分别确定下限和上限,称作双侧。有些指标如24小时尿糖含量仅在过高、肺活量仅在过低时属于异常,其参考值范围只需要分别确定下限或上限,称作单侧。

1. 正态分布法　适用于基本符合正态分布或近似正态分布的资料。其计算公式见表2-10。

2. 百分位数法　适用于偏态分布的资料。其计算公式见表2-11。

表2-10　参考值范围所对应的正态分布区间

百分范围(%)	单侧		双侧	
	下限	上限	下限	上限
95	$\bar{x}-1.65s$	$\bar{x}+1.65s$	$\bar{x}-1.96s$	$\bar{x}+1.96s$
99	$\bar{x}-2.33s$	$\bar{x}+2.33s$	$\bar{x}-2.58s$	$\bar{x}+2.58s$

表2-11　参考值范围所对应的百分位数

百分范围(%)	单侧		双侧	
	下限	上限	下限	上限
95	P_5	P_{95}	$P_{2.5}$	$P_{97.5}$
99	P_1	P_{99}	$P_{0.5}$	$P_{99.5}$

[**例2-14**]　若已算得某地正常成年男子红细胞数的均数为$4.78×10^{12}/L$,标准差为$0.38×10^{12}/L$,试估计该地成年男子红细胞数的95%参考值范围。

正常成年男子的红细胞数近似服从正态分布,故可按正态分布法处理。又因红细胞数过多或过少均属异常,所以应计算双侧参考值范围。

下限:$\bar{x}-1.96s=4.78-1.96×0.38=4.04(×10^{12}/L)$

上限:$\bar{x}+1.96s=4.78+1.96×0.38=5.52(×10^{12}/L)$

即该地区成年男子红细胞数的95%参考值范围为$(4.04～5.52)×10^{12}/L$。

链接

正态分布法:适用于基本符合正态分布或近似正态分布的资料,范围比较窄,但结果比较稳定。

百分位数法:适用于偏态分布或分布不明确的资料,范围比较广,实际中最为常用。但若样本含量不够,结果会不稳定。

(三) 质量控制图

在临床医学、预防医学、卫生管理或医学检验中,许多观察结果都会因个体差异或随机测量误差的存在而表现出数据的变化波动,这些数据一般具有某种规律性,如服从正态分布。根据这种变化的规律性,可以检查是否存在由某种环境、设备或人为因素产生的系统误差。

质量控制图是了解工作质量及变动趋势,发现异常,进行质量控制的一种重要工具。其基本原理是依据正态分布的规律性,如果观察值出现在$\bar{x}±1.96s$范围以内可以认为数据的波动仅仅由个体差异或随机测量误差所致;反之,如果观察值出现在$\bar{x}±1.96s$范围以外特别是在$\bar{x}±2.58s$范围以外,就有理由认为其波动不仅仅是个体差异或随机测量误差引起的,可能存在某种系统误差,需要引起注意,寻找问题。

小结

集中趋势和离散程度是频数分布的两个重要方面。平均数是描述一组观察值集中位置或平均水平的统计指标,常用的有算术均数、几何均数和中位数。其中均数的应用最为广泛,几何均数则多用于血清学和微生物学中,中位数主要用于偏度较大的数据分布资料。

百分位数可用来描述资料的观察值序列在某百分位置的水平,中位数是其中的一个特例。

衡量变异程度大小的指标有多种:极差、四分位数间距、方差、标准差和变异系数。其中应用最多的是标准差和变异系数。

标准差与均数结合能够完整地描述一个正态分布。利用正态分布可以确定医学参考值范围。参考值范围估计的方法除正态分布法外,还有百分位数法。

自测题

一、名词解释

频数表 直方图 算术均数 中位数 百分位数
四分位数间距

二、填空题

1. 常用的平均数有 _____,_____,
_____。

2. 常用的离散程度指标有 _____,
_____,_____,_____。其中应用最多的是 _____,_____。

3. 估计医学正常值范围的方法有 _____,
_____。

三、选择题

1. 某医学资料数据小的一端没有确定数值,描述其集中趋势适用的统计指标是( )
   A. 中位数
   B. 几何均数
   C. 均数
   D. P_{95} 百分位数
   E. 频数分布

2. 算术均数的特点包括( )
   A. 不易受极端值的影响
   B. 能充分利用数据的信息
   C. 抽样误差较大
   D. 更适用于偏态分布资料
   E. 更适用于分布不明确资料

3. 对于呈正偏态分布资料而言,其数据的特点是( )
   A. 数值离散度较小
   B. 数值离散度较大
   C. 数值分布偏向较大一侧
   D. 数值分布偏向较小一侧

E. 数值分布不均匀

4. 将定量资料整理成频数表的主要目的是( )
   A. 化为计数资料
   B. 便于计算
   C. 形象描述数据的特点
   D. 为了能够更精确地检验
   E. 提供数据和描述数据的分布特征

5. 5 人接种流感疫苗一个月后测定抗体滴度为
   1∶40,1∶80,1∶80,1∶160,1∶320,求平均滴度应选用的指标是( )
   A. 均数
   B. 几何均数
   C. 中位数
   D. 百分位数
   E. 倒数的均数

6. 变异系数主要用于( )
   A. 比较不同计量指标的变异程度
   B. 衡量正态分布的变异程度
   C. 衡量测量的准确度
   D. 衡量偏态分布的变异程度
   E. 衡量样本抽样误差的大小

7. 对于近似正态分布的资料,描述其变异程度应选用的指标是( )
   A. 变异系数
   B. 离均差平方和
   C. 极差
   D. 四分位数间距
   E. 标准差

8. 比较两组观察值离散程度的最佳指标为( )
   A. 极差
   B. 四分位数间距
   C. 离均差平方和
   D. 标准差
   E. 变异系数

9. 估计 100 名健康男子血清总胆固醇值 99%正常值范围宜选用( )

A. $\overline{x}\pm s$　　　B. $\overline{x}\pm1.96s$

C. $\overline{x}\pm2.58s$　　D. $\overline{x}\pm3s$

E. $\overline{x}\pm4s$

10. 应用百分位数法估计参考值范围的条件是（　　）

　　A. 数据服从正态分布　B. 数据服从偏态分布

　　C. 有大样本数据　　　D. 数据服从对称分布

　　E. 数据变异不能太大

11. 已知动脉硬化患者载脂蛋白 B 的含量呈明显偏态分布，描述其个体差异的统计指标应使用（　　）

　　A. 全距　　　　　　B. 标准差

　　C. 变异系数　　　　D. 方差

E. 四分位数间距

12. 各观察值加或减同一个数后（　　）

　　A. 均数不变，标准差改变

　　B. 均数改变，标准差不变

　　C. 两者均不变

　　D. 两者均改变

　　E. 以上都不对

四、简答题

1. 描述计量资料的集中趋势的指标有哪些？各指标的适用范围如何？

2. 频数表有哪些用途？

3. 变异系数和标准差有何异同？

4. 正态分布的主要特征是什么？

第3章

数值变量资料的统计推断

这个药物治疗高血压有效吗？癌症患者能活多久？吸烟、喝酒与冠心病有关吗？肝硬化与肝癌有关吗？这些都是常见的医学统计学问题。

提供证据、收集证据和对证据进行科学的解释，已成为科学研究的主流，这些都需要统计学这一工具。统计方法是现代科学研究方法之一，统计学的"证据"是说明医学研究结果是否科学的重要证据之一。

医学研究的总体多是无限总体，需要用样本推断总体，由于变异的存在，抽样误差是不可避免的。医学统计学运用概率论与数理统计的原理及方法，结合医学实际，按照一定的概率判断抽样误差的大小。只有当差别有统计学意义（$p \leq \alpha$）时，才能称之为差别（统计学检验）。

第1节　均数的抽样误差与标准误

一、抽 样 研 究

医学研究中由于研究总体多是无限总体，要直接研究总体的情况常常是不可能的。即使对有限总体来说，若包含的观察单位数过多，需要耗费大量的人力、物力和时间，而且也不易组织，难以保证工作的质量。在医学研究中多采用抽样研究的方法，用样本信息来推论总体特征，这就叫统计推断（statistical inference）。

抽样研究是指从总体中按照随机化的原则，抽取一定数量的个体组成样本进行研究，从而推断总体的研究方法。目前，对总体进行研究的最重要、最常用的方法就是抽样研究。

[例3-1]　为了解某市7岁男童身高的总体均数，随机抽样调查了该市200名7岁男童，测得其身高的样本均数 $\overline{x}$ 为124cm，试估计该市7岁男童身高的总体均数 μ。

因身高存在个体差异，且随机抽取的样本又只是总体中的一部分，故样本均数 $\overline{x}$ 不一定恰好等于总体均数 μ。这种因个体变异产生的、由于抽样造成的样本统计量不一定等于相应的总体参数。样本统计量与总体参数的差异称为抽样误差（sampling error）。

在定量资料的统计分析中，这种由于个体变异的存在，在抽样研究中产生的样本均数与相应的总体均数间的差异，称为均数的抽样误差。

二、均数的抽样误差的计算

（一）标准误的定义

数理统计研究表明，均数的抽样误差具有一定的规律性，可以用特定的指标来描述，这个指标称为标准误（standard error）。将来自同一总体的若干个样本均数看成一组新的观察值，研究其频数分布，包括集中趋势和离散趋势，可计算样本均数的均数和标准差。

[例 3-2] 若某市 2001 年 18 岁男生身高服从均数 μ 为 167.7cm、标准差 σ 为 5.3cm 的正态分布。对该总体进行随机抽样,每次抽 10 人($n_j = 10$),共抽得 100 个样本($g = 100$),计算得每个样本均数 $\overline{x}_j$ 及标准差 s_j(图 3-1)。

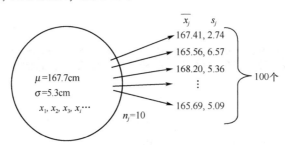

图 3-1 2001 年某市 18 岁男生身高 $N(167.7, 5.32^2)$ 的抽样示意图

将此 100 个样本均数看成新变量值,则这 100 个样本均数构成一个新的分布,绘制直方图(图 3-2)。

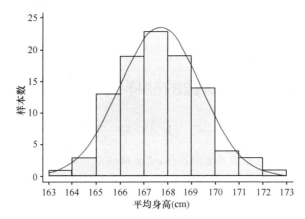

图 3-2 100 个身高样本均数频数分布图

由图 3-2 可以看出,样本均数的抽样分布具有如下特点。

(1) $\overline{x} \neq \mu$,各样本均数 $\overline{x}$ 未必等于总体均数 μ。

(2) 各样本均数间存在差异。

(3) 样本均数的分布为中间多,两边少,左右基本对称。

(4) 样本均数的变异范围较之原变量的变异范围大大缩小。

本例可计算出这 100 个样本均数的均数为 167.69cm,标准差为 1.69cm。

根据数理统计的中心极限定理,当原始观察值的分布为正态分布时,这些样本均数 $\overline{x}$ 的频数分布基本服从正态分布。统计理论证明,若原始观察值的分布为偏态分布,当样本含量 n(一般 $n > 50$)足够大时,其样本均数 $\overline{x}$ 的分布仍近似服从正态分布。中心极限定理表明,样本均数 $\overline{x}$ 的总体均数等于原总体的总体均数 μ。

各 $\overline{x}$ 围绕 μ 的离散程度用样本均数的标准差来描述。为了与描述观察值离散程度的标准差相区别,样本均数的标准差称为标准误,用符号 $\sigma_{\overline{x}}$ 表示。标准误用来反映来自同一总体的样本均数的离散程度以及样本均数与总体均数的差异程度,也是说明均数抽样误差大小的指标。均数标准误大,说明各样本均数的离散程度大,抽样误差就大,反之亦然。

（二）均数标准误的计算

数理统计可以证明,均数标准误的计算公式为

$$\sigma_{\bar{x}} = \sigma / \sqrt{n} \tag{3.1}$$

式中:$\sigma_{\bar{x}}$ 为均数标准误的理论值;σ 为总体标准差;n 为样本含量。

σ 已知时,可按式(3.1)求得均数标准误的理论值。上述例子中 $\mu=167.69\mathrm{cm}$,$n=10$,$\sigma=5.3\mathrm{cm}$,可得:$\sigma_{\bar{x}}=5.3/\sqrt{10}=1.68\mathrm{cm}$。计算结果与样本均数的标准差 $1.71\mathrm{cm}$ 相近。由于在抽样研究中 σ 常常未知,通常用一个样本的标准差(s)来估计,所以在实际工作中,常用式(3.2)计算均数标准误的估计值($s_{\bar{x}}$)。

$$s_{\bar{x}} = s / \sqrt{n} \tag{3.2}$$

由式(3.1)或(3.2)可见,当 n 一定时,均数标准误与标准差成正比。标准差越大,均数标准误越大,即观察值的离散程度越高,均数的抽样误差越大。当标准差一定时,均数标准误与 $\sqrt{n}$ 成反比。样本含量越大,均数的抽样误差越小。在实际工作中,可通过适当增加样本含量和减少观察值的离散程度(如选择同质性较好的总体)来减少抽样误差。

（三）均数标准误的用途

（1）衡量样本均数的可靠性,均数标准误越小均数的抽样误差越小,用样本均数推断总体均数就越可靠。

（2）估计总体均数的置信区间。

（3）用于均数的假设检验。

第 2 节　t　分　布

一、t 分布的概念

（1）若某一随机变量 x 服从总体均数为 μ、总体标准差为 σ 的正态分布 $N(\mu, \sigma^2)$,则可通过 u 变换($\frac{x-\mu}{\sigma}$)将一般正态分布转化为标准正态分布 $N(0, 1^2)$,即 u 分布。

（2）若样本均数 $\bar{x}$ 服从总体均数为 μ、总体标准差为 $\sigma_{\bar{x}}$ 的正态分布 $N(\mu, \sigma_{\bar{x}}^2)$,则通过同样方式的 u 变换($\frac{\bar{x}-\mu}{\sigma_{\bar{x}}}$)也可将其转换为标准正态分布 $N(0, 1^2)$,即 u 分布。

（3）实际工作中,由于 $\sigma_{\bar{x}}$ 未知,常用 $s_{\bar{x}}$ 代替,则 $(\bar{x}-\mu)/s_{\bar{x}}$ 不再服从标准正态分布,而服从 t 分布,其定义公式是

$$t = \frac{\bar{x}-\mu}{s_{\bar{x}}} = \frac{\bar{x}-\mu}{s/\sqrt{n}}, \quad v = n-1 \tag{3.3}$$

式中,v 为自由度(degree of freedom, df)。

二、t 分布的图形与特征

t 分布只有一个参数,即自由度 v。

t 分布是一簇曲线。当自由度 v 不同时,曲线的形状不同。当 $v \to \infty$ 时,t 分布趋近于标准正态分布,但当自由度 v 较小时,与标准正态分布差异较大。其图形如图 3-3 所示。

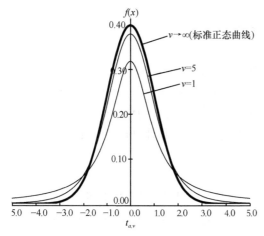

图 3-3　t 分布(实线)与正态分布(虚线)

（一）t 分布的特征

（1）单峰分布,以 0 为中心,左右对称。

（2）自由度 v 越小,则 t 值越分散,t 分布的峰部越矮而尾部翘得越高。

（3）当 v 逼近 ∞,$s_{\bar{x}}$ 逼近 $\sigma_{\bar{x}}$,t 分布逼近 u 分布,故标准正态分布是 t 分布的特例。

（二）t 分布曲线下面积规律

（1）t 分布曲线下总面积仍为 1 或 100%。

（2）t 分布曲线下面积以 0 为中心左右对称。

（3）由于 t 分布是一簇曲线,故 t 分布曲线下面积固定面积(如 95% 或 99%)的界值 t 不是一个常量,而是随自由度的大小而变化(如附表 2:t 界值表)。

（三）t 界值表

t 界值表(附表 2),可反映 t 分布曲线下的面积。

横标目:自由度 v。

纵标目:概率 P(曲线下面积),一侧尾部面积称为单侧概率,两侧尾部面积之和称为双侧概率。

表中数字:自由度为 v,P 为概率 α 时,所对应的 t 界值,记为 $t_{a,v}$。

t 分布是以 0 为中心的对称分布,表中只列出正值。查表时,不管 t 值正负,只用绝对值。

与正态分布相似,我们把 t 分布左右两端尾部面积之和 $\alpha = 0.05$(即每侧尾部面积各为 0.025)相应的 t 值称为 5% 界,符号为 $t_{0.025,v}$,这里 v 是自由度。把左右两端尾部面积之和 α 为 0.01 相应的 t 值称为 1% 界,符号为 $t_{0.005,v}$,t 的 5% 界与 1% 界可查 t 值表。例如,当自由度为 $10-1=9$ 时,$t_{0.025,9}=2.262$,$t_{0.005,9}=3.250$。

第 3 节　总体均数置信区间的估计

抽样研究的目的在于使用样本信息推断总体特征。通过样本统计量进行总体参数的估计和假设检验,达到了解总体的数量特征及其分布规律,才是最终的研究目的。用样本统计量估计总体参数的过程叫参数估计,是统计推断的一个重要方面。参数估计分为点估计和区间估计。

一、点　估　计

点估计是直接用统计量 $\bar{x}$ 估计总体参数 μ,未考虑抽样误差。

应用点估计的方法,例 3-1 某市 7 岁男童的身高的总体均数为 124cm。

[例 3-3]　11 名 18 岁男大学生身高均数资料得,$\bar{x}=172.25$cm,$s=3.31$cm,试估计该地 18 岁男大学生身高总体均数 μ。

该地 18 岁男大学生身高的总体均数为 $\mu=172.25$cm

二、区 间 估 计

由于存在抽样误差,总体均数的估计常按照一定的概率$(1-\alpha)100\%$(即置信度)来估计总体均数的范围,称为区间估计。这个区间范围称为置信区间或可信区间。概率常取 95% 和 99%,其含义是:在抽样研究中,如果从同一总体中做 100 次抽样,计算出 100 个可信区间,平均有 95 或 99 个可信区间包括总体参数。只有 5 或 1 个可信区间不包括总体参数,即区间估计错误,而这种错误的概率≤5% 或≤1%,为小概率事件。

三、总体均数的区间估计

（一）σ 未知时,按 t 分布

双侧 $1-\alpha$ 置信区间为

$$\overline{x}-t_{\alpha/2,v}s_x<\mu<\overline{x}+t_{\alpha/2,v}s_x \tag{3.4}$$

$$(\overline{x}-t_{\alpha/2,v}s_x,\overline{x}+t_{\alpha/2,v}s_x) \tag{3.5}$$

单侧 $1-\alpha$ 可信区间为

$$\mu>\overline{x}-t_{\alpha,v}s_x \text{ 或 } \mu<\overline{x}+t_{\alpha,v}s_x \tag{3.6}$$

[例 3-4]　在例 3-2 中抽得第 15 号样本的均数 $\overline{x}$ 为 166.95(cm),标准差 s 为 3.64(cm),求其总体均数的 95% 置信区间。

本例 $n=10$,按公式(3-2)算得样本均数的标准误为

$$s_x=\frac{3.64}{\sqrt{10}}=1.1511\,(\text{cm})$$

本例 $v=n-1=10-1=9$,双侧,$\alpha=0.05$,查 t 界值表得 $t_{0.05/2,9}=2.262$。按公式(3-5),$(166.95\pm2.262\times1.1511)$,即(164.35,169.55)cm。

故该地 18 岁男生身高均数的 95% 置信区间为(164.35,169.55)cm。

[例 3-5]　随机抽查某地 10 名 40~44 岁哈萨克族成年男性的骨密度,测得骨密度均数资料,$\overline{x}=187.11\text{mg/cm}$,$s=42.32\text{mg/cm}$,试估计该地 40~44 岁哈萨克族成年男性的骨密度总体均数的 95% 置信区间。

本例 $n=10$,按公式(3.2)算得样本均数的标准误为

$$s_x=42.32/10(\text{cm})=13.38\text{mg/cm}$$

本例 $v=n-1=10-1=9$,查 t 界表,$t_{0.05/2,9}=2.262$。按公式(3.5),$(187.11-2.262\times13.38,187.11+2.262\times13.38)$,即(159.75,214.47)mg/cm。

故该地 40~44 岁哈萨克族成年男性的骨密度总体均数的 95% 置信区间为(156.84,217.37)mg/cm。

（二）σ 已知,或 σ 未知但 n 足够大（如 n>50）,用 u 分布计算

双侧置信区间为

σ 已知

$$-u_{\alpha/2}<\frac{\overline{x}-\mu}{\sigma_x}<u_{\alpha/2} \text{ 即 } \overline{x}-u_{\alpha/2}\sigma_x<\mu<\overline{x}+u_{\alpha/2}\sigma_x$$

$$(\overline{x}-u_{\alpha/2}\sigma_x,\overline{x}+u_{\alpha/2}\sigma_x) \tag{3.7}$$

σ 未知但 n 较大

$$-u_{\alpha/2}<\frac{\overline{x}-\mu}{s_x}<u_{\alpha/2} \text{ 即 } \overline{x}-u_{\alpha/2}s_x<\mu<\overline{x}+u_{\alpha/2}s_x$$

$$(\overline{x} - u_{\alpha/2}s_x, \overline{x} + u_{\alpha/2}s_x) \tag{3.8}$$

总体均数双侧 $1-\alpha$ 置信区间可简写为

$$(\overline{x} \pm u_{\alpha/2}\sigma_x) \text{ 或 } (\overline{x} \pm u_{\alpha/2}s_x) \tag{3.9}$$

同理,总体均数的单侧 $1-\alpha$ 可信区间则为

$$\mu > \overline{x} - u_\alpha\sigma_x \text{ 或 } \overline{x} - u_\alpha s_x \tag{3.10}$$

$$\mu < \overline{x} + u_\alpha\sigma_x \text{ 或 } \overline{x} + u_\alpha s_x \tag{3.11}$$

[例 3-6] 某地抽取正常成年人 200 名,测得其血清胆固醇的均数为 3.64 mmol/L,标准差为 1.20mmol/L,估计该地正常成年人血清胆固醇均数的 95% 可信区间。

本例 $n = 200 > 60$,故可采用正态近似的方法按公式(3.8)计算可信区间:

今 $\overline{x} = 3.64$,$s = 1.20$,$n = 200$,$s_{\overline{x}} = 0.0849$

x 取双尾 0.05 得 $u_{0.05/2} = 1.96$

$$(3.64 \pm 1.96 \times 0.0849) = (3.47, 3.81)\text{mmol/L}$$

故该地正常成年人血清胆固醇均数的双侧 95% 置信区间为(3.47, 3.81)mmol/L。

四、置信区间的确切涵义

(一) 95% 置信区间的理解

(1) 所要估计的总体参数有 95% 的可能在所估计的置信区间内。

(2) 从正态总体中随机抽取 100 个样本,可算得 100 个样本均数和标准差,也可算得 100 个均数的置信区间,平均约有 95 个置信区间包含了总体均数。

(3) 但在实际工作中,只能根据一次试验结果估计可信区间,我们就认为该区间包含了总体均数 μ。

(二) 置信区间的两个要素

1. 准确度   用置信度 $(1-\alpha)$ 表示:即区间包含总体均数 μ 的理论概率大小。99% 的置信区间比 95% 的置信区间包含总体均数的可能性要大。

2. 精确度   即区间的宽度。区间愈窄精确度愈好,如 95% 置信区间比 99% 置信区间的精确度要高。

当 n 确定时,上述两者互相矛盾。提高准确度(可信度),则精确度降低(置信区间会变宽),势必降低置信区间的实际应用价值,故不能笼统认为 99% 置信区间比 95% 置信区间好。相反,在实际应用中 95% 置信区间更为常用。

在可信度确定的情况下,增加样本含量可减小区间宽度,提高精确度。

(三) 总体均数置信区间与参考值范围的区别 (表 3-1)

表 3-1   总体均数的可信区间与参考值范围的区别

区别点	总体均数置信区间	参考值范围
含 义	按预先给定的概率,确定的未知参数 μ 的可能范围。实际上一次抽样算得的可信区间要么包含了总体均数,要么不包含。但可以说:当 $\alpha = 0.05$ 时,95% CI 估计正确的概率为 0.95,估计错误的概率小于或等于 0.05,即有 95% 的可能性包含了总体均数	"正常人"的解剖,生理,生化某项指标的波动范围
	总体均数的可能范围	个体值的波动范围

续表

区别点	总体均数置信区间	参考值范围
计算公式	σ 未知：$\overline{x} \pm t_{a,v} s_x$ σ 已知或 σ 未知但 $n>60$：$\overline{x} \pm u_a \sigma_x$ 或 $\overline{x} \pm u_a s_x$	正态分布：$\overline{x} \pm u_a s$ 偏态分布：$P_x - P_{100-x}$
用途	总体均数的区间估计	绝大多数（如95%）观察对象某项指标的分布范围

第4节　t 检验与 u 检验

由样本信息推断总体特征除了参数估计外还有假设检验,这两种方法是统计推断的重要内容。本章导言中的几个问题将通过假设检验结合专业知识的解答,本节将介绍两均数比较时的假设检验。

一、假设检验的基本思想及步骤

（一）基本思想

假设检验亦称显著性检验,是统计推断的重要内容。它是利用小概率反证法思想,先对总体的参数或分布作出某种假设,再用适当的统计方法根据样本对总体提供的信息,推断此假设应当拒绝或不拒绝。

[例3-7]　某医生测量了36名从事铅作业男性工人的血红蛋白含量,算得其均数为130.83g/L,标准差为25.74g/L。问从事铅作业工人的血红蛋白是否不同于正常成年男性平均值140g/L?

本例：样本均数130.83g/L不等于总体均数140g/L。

原因：可能是总体均数不同,也可能是抽样误差造成的。

这就需要统计学的假设检验来判断。一般的方法是,先假设样本对应的总体参数与已知总体参数相等,即进行检验假设;然后根据统计量的分布规律计算出检验统计量;再根据计算出的检验统计量确定其概率 P 值;最后根据 P 值判断样本信息是否支持原假设,并对假设做出取舍决策,从而做出最终统计推断。假设检验蕴含自己独特的逻辑和统计学思维方式。

计量资料的假设检验掌握最为简单常用的方法是 t 检验（t-test）和 u 检验（u-test,亦称Z-test）。实际应用时,应掌握各种检验方法用途、使用条件和注意事项。

当样本含量 n 较小时（如 $n<60$）,理论上要求 t 检验的样本随机地取自正态总体,两小样本均数比较时还要求两样本所对应的两总体方差相等,即方差齐性。在实际应用中,上述条件略有偏离,对结果亦影响不大。而 u 检验则要求样本含量 n 较大,或 n 虽小但总体标准差已知。

（二）假设检验的基本步骤

1. 建立检验假设,确定检验水准（选用单侧或双侧检验）

（1）无效假设又称零假设,记为 H_0。

（2）备择假设又称对立假设,记为 H_1。

对于检验假设,须注意：检验假设是针对总体而言,而不是针对样本;H_0 和 H_1 是相互联系、对立的假设,后面的结论是根据 H_0 和 H_1 作出的,因此两者不是可有可无,而是缺一不可的;H_1 的内容直接反映了检验单、双侧。若 H_1 中只是 $\mu>\mu_0$ 或 $\mu<\mu_0$,则此检验为单侧检

验。它不仅考虑有无差异,而且还考虑差异的方向。

单、双侧检验的确定,首先根据专业知识,其次根据所要解决的问题来确定。若从专业上看一种方法结果不可能低于或高于另一种方法结果,此时应该用单侧检验。一般认为双侧检验较保守和稳妥。

(3)检验水准 α,过去称显著性水准,是预先规定的概率值。它确定了小概率事件的标准,在实际工作中常取 $\alpha=0.05$,可根据不同研究目的给予不同设置。

2. 计算检验统计量 根据变量和资料类型、设计方案、统计推断的目的、是否满足特定条件等(如数据的分布类型)选择相应的检验统计量。

3. 确定 P 值 P 的含义是指从 H_0 规定的总体随机抽样,抽得等于及大于(或等于及小于)现有样本获得的检验统计量(如 t、u 等)值的概率。

例 3-5 的 P 值可用图 3-4 说明,P 为在 $\mu=\mu_0=140\mathrm{g/L}$ 的前提条件下随机抽样,其 t 小于及等于 -2.138 和大于及等于 2.138 的概率。

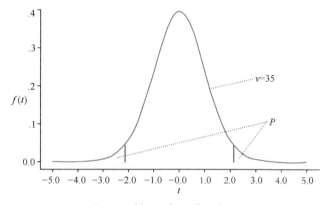

图 3-4 例 3-5 中 P 值示意图

若 $P\leqslant\alpha$,按所取检验水准 α,拒绝 H_0,接受 H_1,得出"有差别"的结论。其统计学依据是,在 H_0 成立的条件下,得到现有检验结果的概率小于 α,是小概率事件,并认为:小概率事件不可能在一次试验中发生,如果发生了说明所抽取的样本不是从同一总体中抽取的,可以认为两总体不同,所以拒绝 H_0 接受 H_1。

若 $P>\alpha$,是否也能下"无差别"或"相等"的结论?不能。正确的说法是按所取检验水准 α,本次抽样事件不是小概率事件,接受 H_1 的统计证据不足。其统计学依据是,在 H_1 成立的条件下,如果试验样本少,也同样可以得到 $P>\alpha$ 的检验结果,我们不知道下"无差别"或"相等"的结论犯错误的概率有多大,也就是说,假设检验方法不能为我们提供相信"无差别"结论正确的概率保证。

二、t 检 验

(一) 单样本 t 检验

单样本 t 检验(one sample / group t-test)即样本均数(代表未知总体均数 μ)与已知总体均数 μ_0(一般为理论值、标准值或经过大量观察所得稳定值等)的比较。其检验统计量按下式计算

$$t=\frac{\overline{x}-\mu}{s_{\overline{x}}}=\frac{\overline{x}-\mu}{s/\sqrt{n}}=\frac{\overline{x}-\mu_0}{s/\sqrt{n}},v=n-1 \tag{3.12}$$

见例 3-7,某医生测量了 36 名从事铅作业男性工人的血红蛋白含量,算得其均数为 130.83g/L,标准差为 25.74g/L。问从事铅作业工人的血红蛋白是否不同于正常成年男性平均值 140g/L?

1. 建立检验假设,确定检验水准

$H_0: \mu = \mu_0 = 140$g/L,即铅作业男性工人平均血红蛋白含量与正常成年男性平均值相等

$H_1: \mu \neq \mu_0 = 140$g/L,即铅作业男性工人平均血红蛋白含量与正常成年男性平均值不等

$\alpha = 0.05$,双侧

2. 计算检验统计量 t

本例 $n=36$, $\bar{x}=130.83$g/L, $s=25.74$g/L, $\mu_0=140$g/L。按公式(3-12)

$$t = \frac{130.83-140}{25.74/\sqrt{36}} = -2.138, v = 36-1 = 35$$

3. 确定 P,做出统计推断

本例 $n=36$, $v=36-1=35$,查 t 界值表得 $t_{0.025,35}=2.030$。

$|t| > t_{0.025,35} = 2.030$,故 $P<0.05$,按 $\alpha=0.05$ 水准,拒绝 H_0,接受 H_1,差别有统计学意义。故可认为铅作业男性工人平均血红蛋白含量低于正常成年男性平均值。

(二)配对 t 检验

配对 t 检验(paired / matched t-test)适用于配对设计的计量资料。

配对设计类型:①两同质受试对象分别接受两种不同的处理;②同一受试对象分别接受两种不同处理;③同一受试对象(一种)处理前后。

$$t = \frac{\bar{d}-\mu_d}{s_{\bar{d}}} = \frac{\bar{d}-0}{s_d/\sqrt{n}} = \frac{\bar{d}}{s_d/\sqrt{n}}, v = n-1$$

式中: d 为每对数据的差值; $\bar{d}$ 为差值的样本均数; s_d 为差值的标准差; $s_{\bar{d}}$ 为差值样本均数的标准误; n 为对子数。

[例 3-8] 为了比较两种方法对乳酸饮料中脂肪含量测定结果是否不同,某研究者随机抽取了 10 份乳酸饮料制品,分别用脂肪酸水解法和哥特里-罗紫法测定,其结果如表 3-2 第(1)~(3)栏。问两法测定结果是否不同?

表 3-2　两种方法对乳酸饮料中脂肪含量的测定结果(%)

编　号 (1)	哥特里-罗紫法 (2)	脂肪酸水解法 (3)	差值 d (4)=(2)-(3)
1	0.840	0.580	0.260
2	0.591	0.509	0.082
3	0.674	0.500	0.174
4	0.632	0.316	0.316
5	0.687	0.337	0.350
6	0.978	0.517	0.461
7	0.750	0.454	0.296
8	0.730	0.512	0.218
9	1.200	0.997	0.203
10	0.870	0.506	0.364
合计			2.724

1. 建立检验假设,确定检验水准

$H_0:\mu_d=0$,即两种方法的测定结果相同

$H_1:\mu_d\neq0$,即两种方法的测定结果不同

$\alpha=0.05$

2. 计算检验统计量

本例 $n=10,\sum d=2.724,\sum d^2=0.8483,$

$$\overline{d}=\sum d/n=2.724/10=0.2724$$

$$s_d=\sqrt{\dfrac{\sum d^2-\dfrac{(\sum d)^2}{n}}{n-1}}=\sqrt{\dfrac{0.8483-\dfrac{(2.724)^2}{10}}{10-1}}=0.1087$$

按公式(3-16)

$$t=\dfrac{0.2724}{0.1087/\sqrt{10}}=7.925,\quad v=10-1=9$$

3. 确定 P 值,作出推断结论

查 t 界值表得 $P<0.001$。按 $\alpha=0.05$ 水准,拒绝 H_0,接受 H_1,差别有统计学意义。可认为两种方法对脂肪含量的测定结果不同,哥特里-罗紫法测定值较高。

(三) 两样本均数的 t 检验

两样本均数的 t 检验(two-sample / group t-test)又称成组资料的 t 检验,适用于完全随机设计两样本均数的比较,此时人们关心的是两样本均数所代表的两总体均数是否不等。两组完全随机设计是将受试对象完全随机分配到两个不同处理组。

适用范围:完全随机设计两样本均数的比较。

检验方法:依两总体方差是否齐性而定。

1. 总体方差相等的 t 检验 当两总体方差相等,即 $\sigma_1^2=\sigma_2^2$ 时,可将两样本方差合并,求两者的共同方差,即并方差 S_c^2。

$$t=\dfrac{(\overline{x_1}-\overline{x_2})-(\mu_1-\mu_2)}{S_{x_1-x_2}}=\dfrac{\overline{x_1}-\overline{x_2}}{s_{x_1-x_2}},v=n_1+n_2-2 \tag{3.13}$$

$$s_{x_1-x_2}=\sqrt{s_c^2\left(\dfrac{1}{n_1}+\dfrac{1}{n_2}\right)}=\sqrt{\dfrac{(n_1-1)s_1^2+(n_2-1)s_2^2}{n_1+n_2-2}\times\left(\dfrac{1}{n_1}+\dfrac{1}{n_2}\right)} \tag{3.14}$$

[例3-9] 为研究某国产四类新药阿卡波糖胶囊的降血糖效果,某医院用 40 名 2 型糖尿病患者进行同期随机对照试验。试验者将这些患者随机等分到试验组(用阿卡波糖胶囊)和对照组(用拜唐苹胶囊),分别测得试验开始前和 8 周后的空腹血糖,算得空腹血糖下降值见表 3-3,能否认为该国产四类新药阿卡波糖胶囊与拜唐苹胶囊对空腹血糖的降糖效果不同?

表 3-3 试验组和对照组空腹血糖下降值(mmol/L)

试验组 x_1	−0.70	−5.60	2.00	2.80	0.70	3.50	4.00	5.80	7.10	−0.50
$(n_1=20)$	2.50	−1.60	1.70	3.00	0.40	4.50	4.60	2.50	6.00	−1.40
对照组 x_2	3.70	6.50	5.00	5.20	0.80	0.20	0.60	3.40	6.60	−1.10
$(n_2=20)$	6.00	3.80	2.00	1.60	2.00	2.20	1.20	3.10	1.70	−2.00

(1) 建立检验假设,确定检验水准

$H_0:\mu_1=\mu_2$

$H_1 : \mu_1 \neq \mu_2$

$\alpha = 0.05$

（2）计算检验统计量

$\overline{x_1} = 2.0650 \text{mmol/L}, s_1 = 3.0601 \text{mmol/L}; \overline{x_2} = 2.6250 \text{mmol/L}, s_2 = 2.4205 \text{mmol/L}$。

$$t = \frac{\overline{x_1} - \overline{x_2}}{\sqrt{\frac{(n_1-1)s_1^2+(n_2-1)s_2^2}{n_1+n_2-2}\left(\frac{1}{n_1}+\frac{1}{n_2}\right)}} = \frac{\overline{x_1} - \overline{x_2}}{\sqrt{\frac{s_1^2+s_2^2}{n}}} = \frac{2.0650-2.6250}{\sqrt{\frac{3.0601^2+2.4205^2}{20}}} = -0.642$$

$$v = n_1 + n_2 - 2 = 2(n-1) = 2(20-1) = 38$$

（3）确定 P 值，作出推断结论

以 $v=38$，$|t| = |-0.642| = 0.642$，查 t 界值表得 $P > 0.50$。按 $\alpha = 0.05$ 水准，不拒绝 H_0，差别无统计学意义。尚不能认为阿卡波糖胶囊与拜唐苹胶囊对空腹血糖的降糖效果不同。

2. 若两总体方差不等（$\sigma_1^2 = \sigma_2^2$）

（1）若变量变换后总体方差齐性：可采用 t 检验（如两样本几何均数的 t 检验，就是将原始数据取对数后进行 t 检验）。

（2）若变量变换后总体方差仍然不齐：可采用 t' 检验或 Wilcoxon 秩和检验。

三、均数的 u 检验

（一）样本均数与总体均数比较的 u 检验

［例 3-10］　某托儿所 3 年来测得 21～24 月龄的 47 名男婴平均体重为 11kg。查得近期全国九城市城区大量调查的同龄男婴平均体重为 11.18kg，标准差为 1.23kg。问该托儿所男婴的体重发育状况与全国九城市的同期水平有无不同？（全国九城市的调查结果可作为总体指标。）

1. 建立检验假设

$H_0 : \mu = \mu_0$，即该托儿所男婴的体重发育状况与全国九城市的同期水平相同

$H_1 : \mu \neq \mu_0$，即该托儿所男婴的体重发育状况与全国九城市的同期水平不同

$\alpha = 0.05$（双侧）

2. 计算 u 值

因总体标准差 σ 已知，故可用 u 检验。$n=47$，$\overline{x}=11$，$\mu_0 = 11.18$，$\sigma = 1.23$，代入公式(3.7)

$$u = \frac{|11-11.18|}{1.23/\sqrt{47}} = 1.003$$

3. 确定 P 值，得出结论

查 u 界值表（t 界值表中 ∞ 一行），得 $u_{0.05} = 1.96$，$u = 1.003 < u_{0.05} = 1.96$，故 $P > 0.05$。按 $\alpha = 0.05$ 水准，不拒绝 H_0，差异无统计学意义。可认为该托儿所男婴的体重发育状况与全国九城市的同期水平相同。

（二）两样本均数比较的 u 检验

［例 3-11］　某地抽样调查了部分健康成人红细胞数，其中男性 360 人，均数为 4.660×10^{12}/L，标准差 0.575×10^{12}/L；女性 255 人，均数为 4.178×10^{12}/L。标准差 0.291×10^{12}/L。试问该地男、女红细胞数的均数有无差别？

1. 建立假设

$H_0 : \mu = \mu_0$

$H_1: \mu \neq \mu_0$

$\alpha = 0.05$

2. 计算统计量

$$u = \frac{\overline{x_1} - \overline{x_2}}{\sqrt{\dfrac{s_1^2}{n_1} + \dfrac{s_2^2}{n_2}}} = \frac{4.660 - 4.178}{\sqrt{\dfrac{0.575^2}{360} + \dfrac{0.291^2}{255}}} = 13.63$$

3. 确定概率 P 值,得出结论

$u = 13.63 > 1.96$,$P < 0.05$。按 $\alpha = 0.05$ 检验水准,拒绝 H_0,接受 H_1。可认为该地男女红细胞数的均数不同,男性高于女性。

第 5 节　假设检验注意事项

一、Ⅰ型错误和Ⅱ型错误

假设检验是利用小概率反证法思想,根据 P 值判断结果,此推断结论具有概率性,因而无论拒绝还是不拒绝 H_0,都可能犯错误(表 3-4)。

表 3-4　可能发生的两类错误

客观实际	假设检验的结果	
	拒绝 H_0	"接受"H_0
H_0 成立	Ⅰ型错误(α)	推断正确($1-\alpha$)
H_0 不成立 即 H_1 成立	推断正确($1-\beta$)	Ⅱ型错误(β)

Ⅰ型错误:"实际无差别,但下了有差别的结论",假阳性错误。犯这种错误的概率是 α(其值等于检验水准)。

Ⅱ型错误:"实际有差别,但下了不拒绝 H_0 的结论",假阴性错误。犯这种错误的概率是 β(其值未知)。

但 n 一定时,α 增大,β 则减少(表 3-5)。

$1-\beta$:又称检验效能(power),当两总体确有差别,按检验水准 α 所能发现这种差别的能力。

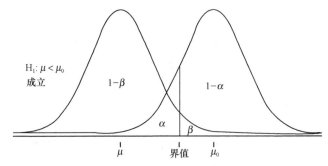

图 3-5　Ⅰ型错误与Ⅱ型错误示意图(以单侧 u 检验为例)

减少Ⅰ型错误的主要方法:假设检验时设定 α 值。

减少Ⅱ型错误的主要方法:提高检验效能。

提高检验效能的最有效方法:增加样本量。

如何选择合适的样本量:实验设计。

二、假设检验应注意的问题

（一）严密的研究设计

这是假设检验的前提,要求样本具有代表性和均衡可比性,即除比较的主要因素外,其他影响结果的有关因素都应尽可能一致,或能在资料处理时消除其影响。样本的获得必须遵循随机化的原则,避免主观、随意选择。

（二）不同的资料应选用不同检验方法

应根据分析目的、资料类型以及分布、设计方案的种类、样本含量大小等选用适当的检验方法。如配对设计的计量资料采用配对 t 检验。而完全随机设计的两样本计量资料,若为小样本(即任一 $n < 60$)且方差齐,则选用两样本 t 检验;若方差不齐,则选用近似 t' 检验(Cochran & Cox 法或 Satterthwaite 法)。若为大样本(所有 $n > 60$),则可选用大样本 u 检验。

（三）正确理解假设检验的结论（概率性）

假设检验利用小概率反证法的思想,根据样本统计量作出的推断结论具有概率性,所以其正确性不是绝对的。

（1）当 $P < \alpha$,拒绝 H_0,接受 H_1;按接受 H_1 下结论,但是 H_0 不是绝对不成立,所以可能犯错误。

（2）当 $P > \alpha$,不能拒绝 H_0,不能接受 H_1;按不能接受 H_1 下结论,但是 H_0 不是绝对成立,也可能犯错误。

（3）假设检验的结果并不是指差异的大小,只能反映两者是否相同或不同。

（四）假设检验的结论不能绝对化

所有的统计结论均具有概率性质,在做推断时,可能会犯错误。因此,不宜用"肯定""一定""证明"等类似的词。当计算出的检验统计量其相应的 P 值接近 α 时,下结论应尤其慎重。

（1）因取同一检验水准,就现有样本的信息尚不拒绝 H_0,但增加样本含量后,由于抽样误差的减少可能拒绝。

（2）检验水准 α 是根据分析要求确定的,具有一定的灵活性。

（五）单侧检验与双侧检验的选择

（1）对同一资料进行检验,有可能双侧检验无统计学意义,单侧检验有统计学意义。因此,在进行假设检验时,应事先根据专业知识和问题的要求在设计时确定。

（2）如果已具备了单侧检验的条件而放弃单侧检验,则会丧失部分信息。

（六）正确理解实际意义与统计学意义的区别

假设检验的结果并不表示专业上的实际意义,只能反映两者是否相同。

（1）差别有统计学意义,不应理解为差异很大或有显著的价值。

（2）差异大小的实际意义只能根据专业知识确定。

（3）P 值的大小不能表示实际差异水平的高低。

（七）实际意义与统计学意义两者间的关系

（1）统计结论与专业结论一致,最终结论与两者一致。

（2）统计结论与专业结论不一致,最终结论需根据实际情况加以考虑。

（3）统计结论有意义,专业结论无意义,则可能由于样本含量过大或设计存在缺陷,则最终结论无意义。

（4）统计结论无意义,专业结论有意义,应当检查设计是否合理、统计方法是否选用得当、样本含量是否足够等方面,并进一步进行分析验证。

小结

1. 标准差与标准误的异同与联系

	标准差	标准误
区别	变量值围绕样本均数的离散程度频数分布估计(医学参考值范围估计)	样本均数围绕总体均数的离散程度总体均数估计(样本推论总体)
公式	$\overline{x} \pm u_a s$	$\overline{x} \pm t_a s_x$
相同点	均为变异程度指标	
联系	$s_x = \dfrac{s}{\sqrt{n}}$	

2. 两均数差别检验的比较

方法	前提	检验假设	计算公式
单样本 t 检验	服从正态分布	$H_0 : \mu = \mu_0$ $H_1 : \mu \neq \mu_0$	$t = \dfrac{\overline{X} - \mu_0}{S\sqrt{n}}, v = n-1$
配对 t 检验	差值服从正态分布	$H_0 : \mu_d = \mu_0$ $H_1 : \mu_d \neq \mu_0$	$t = \dfrac{\overline{d} - \mu_d}{S_{\overline{d}}}, v = n-1$
成组 t 检验	两组数据均服从正态分布	$H_0 : \mu_1 = \mu_2$ $H_1 : \mu_1 \neq \mu_2$	$t = \dfrac{\overline{X_1} - \overline{X_2}}{S_{\overline{x_1} - \overline{x_2}}}, v = n_1 + n_2 - 2$

3. 假设检验的步骤及有关概念

(1) 基本思想:"小概率事件在一次抽样试验中几乎是不可能发生"的原理。

(2) 步骤:三部曲。

(3) Ⅰ类错误、Ⅱ类错误。

(4) 检验效能($1-\beta$)。

自测题

一、名词解释

统计推断 抽样误差 标准误 可信区间 参数估计 假设检验中 P 的含义 Ⅰ型和Ⅱ型错误 检验效能 检验水准

二、选择题

1. 标准误的英文缩写为(　　)

A. s　　B. se　　C. Xs　　D. sd　　E. $\overline{x}$

2. 通常可采用以下哪种方法来减小抽样误差(　　)

A. 减小样本标准差　　B. 减小样本含量

C. 扩大样本含量　　D. 扩大样本标准差

E. 以上都不对

3. 配对设计的目的(　　)

A. 提高测量精度　　B. 操作方便

C. 为了可以使用 t 检验 D. 提高组间可比性

E. 减少错误

4. 以下关于参数估计的说法正确的是(　　)

A. 区间估计优于点估计

B. 样本含量越大,参数估计准确的可能性越大

C. 样本含量越大,参数估计越精确

D. 对于一个参数只能有一个估计值

E. 以上都不对

5. 关于假设检验,下列哪一项说法是正确的(　　)

A. 单侧检验优于双侧检验

B. 采用配对 t 检验还是成组 t 检验是由实验设计方法决定的

C. 检验结果若 P 值大于 0.05,则接受 H_0 犯错误的可能性很小

D. 用 u 检验进行两样本总体均数比较时,要求

方差齐性

E. 检测水平 α0.01 优于 0.05

6. 两样本比较时,分别取以下检验水准,下列何者所取第Ⅱ类错误最小( )

　A. $\alpha = 0.05$　　　　　B. $\alpha = 0.01$

　C. $\alpha = 0.10$　　　　　D. $\alpha = 0.20$

　E. $\alpha = 0.95$

7. 当两总体方差不齐时,以下哪种方法不适用于两样本总体均数比较( )

　A. t 检验

　B. t' 检验

　C. u 检验(假设是大样本时)

　D. F 检验

　E. 秩和检验

8. 当样本含量增大时,以下说法正确的是( )

　A. 标准差会变小

　B. 样本均数标准误会变小

　C. 均数标准误会变大

　D. 标准差会变大

　E. 标准误会变大

9. 区间 $\bar{x} \pm 2.58\,s$ 中, $\bar{x}$ 的含义是( )

　A. 99%的总体均数在此范围内

　B. 样本均数的 99%置信区间

　C. 99%的样本均数在此范围内

　D. 总体均数的 99%置信区间

　E. 以上都对

三、简答题

1. 简述可信区间在假设检验问题中的作用。

2. 假设检验时,当 $P \leqslant 0.05$,则拒绝 H_0,理论依据是什么?

3. 假设检验中 α 与 P 的区别何在?

四、计算题

1. 某市随机抽取了 120 名 12 岁健康男孩,其身高的频数分布呈近似正态分布,算得平均数 $\bar{x}$、标准差 s、标准误 $s_{\bar{x}}$ 分别为:143.00cm、5.67cm、0.52cm。试估计该市 12 岁健康男孩身高的 95%医学参考值范围及总体均数的 95%置信区间?

2. 根据大量调查,已知健康成年男子的脉搏均数为 72 次/分,标准差为 6.0 次/分。某医生在某山区随机调查 25 名健康成年男子,求得脉搏均数为 74.2 次/分,能否认为该山区的成年男子的脉搏均数高于一般成年男子的脉搏均数?

3. 某医生测量了 36 名从事铅作业男性工人的血红蛋白含量,算得均数为 130.83g/L,标准差为 25.74g/L。已知正常成年男性的血红蛋白平均值为 140g/L,问从事铅作业工人的血红蛋白平均值是否不同于正常成年男性?

4. 测得贫血儿童治疗一个疗程前后血红蛋白(g/L),资料见下表。试比较治疗前后患儿血红蛋白含量有无差别?

患者编号	血红蛋白(g/L)	
	治疗前	治疗后
1	98	128
2	102	136
3	83	114
4	101	129
5	96	131
6	94	134
7	113	130
8	81	119
9	74	121
10	83	118
合　计	—	—

5. 为研究某新药的降糖效果,某医院对 40 名Ⅱ型糖尿病患者进行同期随机对照试验,试验者将这些患者随机等分到试验组(新药)和对照组(传统药),分别测得试验开始前和 8 周后的空腹血糖下降值(mmol/L),详细情况见下表,能否认为新药与传统药的降糖效果不同?

试验组	−0.70	−5.60	2.00	2.80	0.70
	3.50	4.00	5.80	7.10	−0.50
	2.50	−1.60	1.70	3.00	0.40
	4.50	4.60	2.50	6.00	−1.40
对照组	3.70	6.50	5.00	5.20	0.80
	0.20	0.60	3.40	6.60	−1.10
	6.00	3.80	2.00	1.60	2.00
	2.20	1.20	3.10	1.70	−2.00

6. 根据以往经验,传统疗法治疗肺炎的平均退热天数为 6.3 天,标准差为 1.1 天。某医师用某新疗法治疗观察了 30 例肺炎患者,平均退热天数为 5.3 天。问该新疗法的治疗效果是否与传统疗法相同?

第4章

方 差 分 析

根据以往流行病学调查,冠心病是死亡率最高的疾病之一。通过研究人们发现冠心病的主要危险因素有高血压、高血脂与高胆固醇、超重与肥胖、糖尿病和危险生活方式等,我们需要考虑的是:可以通过控制哪些危险因素来降低冠心病的发病率和死亡率?

控制危险因素的方法有很多,降低血液中低密度脂蛋白胆固醇,从而减少动脉血管粥样斑块中胆固醇的来源,降低冠心病的死亡率。降低低密度脂蛋白胆固醇的方法首先是控制饮食,如有必要同时服用降低低密度脂蛋白胆固醇的药物。当认为某种药物对降低低密度脂蛋白胆固醇有效时,怎么样来证明它呢?

在临床试验研究中,主要采用完全随机设计、交叉设计、区组设计、分层设计和重复测量设计等方法。

[例 4-1] 为了研究某种降血脂新药的临床疗效,某临床医生采用完全随机设计的方法,按统一纳入标准选择了120名患者,分成如下处理组,6周后测得低密度脂蛋白胆固醇含量作为试验结果(表 4-1)。

表 4-1 4 个处理组低密度脂蛋白胆固醇测量值(mmol/L)

分组	测量值									
安慰剂组	3.53	4.59	4.34	2.66	3.59	3.13	2.64	2.56	3.50	3.25
	3.30	4.04	3.53	3.56	3.85	4.07	3.52	3.93	4.19	2.96
	1.37	3.93	2.33	2.98	4.00	3.55	2.96	4.30	4.16	2.59
新药 2.4g 组	2.42	3.36	4.32	2.34	2.68	2.95	1.56	3.11	1.81	1.77
	1.98	2.63	2.86	2.93	2.17	2.72	2.65	2.22	2.90	2.97
	2.36	2.56	2.52	2.27	2.98	3.72	2.80	3.57	4.02	2.31
新药 4.8g 组	2.86	2.28	2.39	2.28	2.48	2.28	3.21	2.23	2.32	2.68
	2.66	2.32	2.61	3.64	2.58	3.65	2.66	3.68	2.65	3.02
	3.48	2.42	2.41	2.66	3.29	2.70	3.04	2.81	1.97	1.68
新药 7.2g 组	0.89	1.06	1.08	1.27	1.63	1.89	1.19	2.17	2.28	1.72
	1.98	1.74	2.16	3.37	2.97	1.69	0.94	2.11	2.81	2.52
	1.31	2.51	1.88	1.41	3.19	1.92	2.47	1.02	2.10	3.71

现在的任务是用 4 个组的低密度脂蛋白胆固醇测量值来比较它们的总体均数是否不同。在进行分析时,因变量是低密度脂蛋白胆固醇测量值,它是一个数值型变量。而安慰剂(可认为新药剂量为 0)和不同剂量新药是自变量,它是一个分类变量。我们要研究的是不同剂量新药对低密度脂蛋白胆固醇测量值的影响,也就是研究分类型自变量对数值型因变量的影响。

第1节　方差分析简介

在前面的章节中,我们已经学习了两个总体均数是否相等的假设检验,对于现在的问题,我们怎样进行统计分析呢?

$$H_0: \mu_1 = \mu_2 = \mu_3 = \mu_4$$

根据前边我们学过的 t 检验法,我们可以把以上 4 个均数分成多个部分进行两两检验,即:

$$H_1: \mu_1 = \mu_2, H_2: \mu_1 = \mu_3, H_3: \mu_1 = \mu_4, H_4: \mu_2 = \mu_3, H_5: \mu_2 = \mu_4, H_6: \mu_3 = \mu_4$$

按照这个思路,为了检验零假设,必须对这 6 个假设一一作出检验。其中任意一个关于两总体相等的零假设被拒绝都会导致我们拒绝 H_0,即拒绝 4 个总体均数相等。若是这 6 个假设我们都未能拒绝,就不会拒绝 H_0。但是在这里使用 t 检验存在几个问题:一是过程过于繁琐,因为前边的例子有 4 个处理,就要做 $C_4^2 = 6$ 次差异显著性检验,若有 k 个处理,则要作 $k(k-1)/2$ 次类似的检验。二是由于每次比较都需计算一个 $s_{x_i - x_j}$,使得各次比较误差的估计不统一,同时没有充分利用资料所提供的信息而使误差估计的精确性降低,从而降低检验的灵敏性。三是推断的可靠性低,检验时出现Ⅰ型错误的概率增大。如前边 6 个假设若全部未能拒绝,则 6 次都接受的概率为: $1-(1-0.95)^6 = 0.735$,出现Ⅰ型错误的概率为: $1-0.735 = 0.265$。

本章我们将介绍一种叫做方差分析(analysis of variance,ANOVA)的统计方法,可以避免上述情况的发生,让我们能在一个特定的显著性水平上检验零假设(所有总体均数相等)和备择假设(所有总体均数不全相等)。由于方差分析在某些情况下非常复杂,本章只介绍单因素方差分析方法。

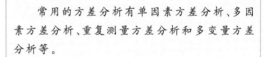

链接

常用的方差分析有单因素方差分析、多因素方差分析、重复测量方差分析和多变量方差分析等。

那么我们怎样进行多总体均数的假设检验呢? 下面是经典的 8 个步骤和 F 检验统计量的计算。

(一) 第1步　零假设和研究假设的表述

1. 参数　服用安慰剂和不同剂量降血脂新药各组的"均数"是我们重点关注的,安慰剂组的均数可以表示为 μ_1,新药组中,2.4g 组的均数表示为 μ_2,4.8g 组表示为 μ_3,7.2g 组表示为 μ_4。也可以表示为 $\mu_安$、$\mu_{2.4}$、$\mu_{4.8}$、$\mu_{7.2}$。影响测量值的因子(自变量)包括安慰剂和不同剂量新药。

2. 假设的表述

零假设是

$$H_0: \mu_2 = \mu_2 = \mu_2 = \mu_4$$

也就是服用安慰剂和不同剂量新药 6 周后测得的低密度脂蛋白胆固醇含量均数都是相等的。换一种说法,新药对低密度脂蛋白胆固醇的测量值均数并没有影响。

备择假设是

H_1:各组低密度脂蛋白胆固醇测量值均数不相等或不全相等

如果检验结果表明其中两组均数不同或有更多组的均数不同,我们将拒绝零假设。

(二) 第2步　选择合适的统计检验方法

1. 假设　测量值是随机选取的,并且相互独立,响应变量(自变量)假定为正态分布。

2. 选择合适的检验统计量　用图4-1所显示的流程来选取合适的统计量,通过阴影部分我们确定合适的检验方法是单因素方差分析。

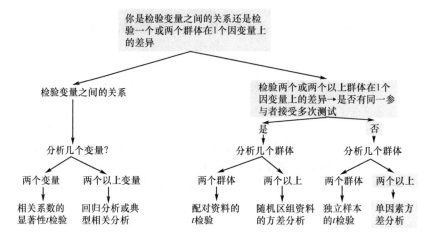

图 4-1　数值资料确定合适检验方法流程图

需要说明的是,检验水准完全由研究者根据需要决定。

(三) 第3步　设置假设的检验水准

一般情况下,检验水准 $\alpha = 0.05$。

(四) 第4步　计算统计量 F

F 检验中 F 值的计算也就是两个方差之比,方差分析的过程将会把整体数值划分为两大类,为了完成这一过程,首先看一下样本方差计算公式中的分子

$$s^2 = \frac{\sum (x - \bar{x})^2}{n - 1}$$

称为总平方和(sum of squares)。为了计算中不需要用到 $\bar{x}$,我们可以把计算公式写为

$$SS_{总} = \sum (x^2) - \frac{(\sum x)^2}{n} \tag{4.1}$$

现在应用到前边我们举的例子中,求其 $SS_{总}$。

$$\sum (x^2) = 3.53^2 + 4.59^2 + 2.66^2 + \cdots + 1.02^2 + 2.10^2 + 3.71^2 = 958.52$$

$$\sum x = 3.53 + 4.59 + 4.34 + \cdots + 1.02 + 2.10 + 3.71 = 324.30$$

$$C = \frac{(\sum x)^2}{n} = \frac{(324.30)^2}{120} = 876.42$$

C 也被称为矫正数。

$$SS_{总} = 958.52 - 876.42 = 82.10$$

随后我们应了解 $SS_{总}$ 是怎样产生的:实际上 $SS_{总}$ 是由样本中的每1个观察值和整体样本均数之间的离均差平方和组成。假设样本中的所有观察值来自同一个正态总体,$SS_{总}$ 又可以分成2个部分,一个是因变量中不同因子或不同因子水平组观察值变异误差导致的组内样本均数和整体样本均数的离均差平方和,也称为因子平方和或者是处理组间平方和,经常称为组间平方和,计算公式为

$$SS_{组间} = \sum_{i=1}^{k} k_i (\overline{x}_j - \overline{x})^2 \qquad (4.2)$$

式中：k_i 为每个处理组的观察值个数（也称为重复次数）；$\overline{x}_j$ 为每个处理组的组样本均数；$\overline{x}$ 为整体样本均数；由于 x_j^- 代表了本处理组 k_i 个观察值，所以要乘以 k_i。$SS_{组间}$ 也可以写为

$$SS_{组间} = \sum_{j=1}^{g} \frac{(\sum_{i=1}^{k_i} x_{ij})^2}{k_i} - C \qquad (4.3)$$

也就是每个处理组的观察值和的平方除以组内观察值的重复数，再相加的和，最后减去矫正数。现在我们用公式(4.3)求出前述例子的 $SS_{组间}$。

> **链接**
>
> 在公式中，一般下角标代表行数（每一个样本里的第几个数据），下角标 j 这代表列数（代表不同因子水平）。

$$SS_{组间} = \frac{(102.91)^2}{30} + \frac{(81.46)^2}{30} + \frac{(80.94)^2}{30} + \frac{(58.99)^2}{30} - 876.42 = 32.16$$

$SS_{总}$ 的另一个部分是每个处理组内观察值由于自身变异所导致的与组内样本均数的离均差平方和相加的和，也称为误差平方和或处理组内平方和，简称为组内平方和。计算公式为

$$SS_{组内} = \sum_{i=1}^{k} \sum_{j=1}^{g} (x_{ij} - \overline{x}_j)^2 \qquad (4.4)$$

也可以写为

$$SS_{组内} = \sum_{i=1}^{k} \sum_{j=1}^{g} (x^2) - \sum_{j=1}^{g} \frac{(\sum_{i=1}^{k_j} x_{ij})}{k_i} \qquad (4.5)$$

现在我们用公式(4.5)求出例 4-1 的 $SS_{组内}$。

$$SS_{组内} = 958.52 - \left[\frac{(102.91)^2}{30} + \frac{(81.46)^2}{30} + \frac{(80.94)^2}{30} + \frac{(58.99)^2}{30} \right] = 49.94$$

> **链接**
>
> 因为 $SS_{总} = SS_{组间} + SS_{组内}$，所以 $SS_{组内}$ 也可以由 $SS_{总} - SS_{组间}$ 求出。

现在我们已经计算出了所举例子中的 3 个平方和，与其相关的自由度可以经过以下计算得出：

(1) 总体的自由度：等于数值的总数减去 1。

$$v_{总} = n - 1 \qquad (4.6)$$

(2) 因子水平的自由度：也就是组间误差的自由度，由于有整体的样本均数作为限制条件，所以等于被检验的所有因子水平总数减 1。

$$v_{组间} = g - 1 \qquad (4.7)$$

式中：g 表示被检验的所有因子水平的总数（一般是数值表的列数，前边举的例子因为数值太多改为行数，是个例外）。

(3) 误差的自由度：也就是组内误差的自由度，因为每 1 个因子水平（即数值表中的每 1 列）都有 1 个限制条件组内样本均数，所以误差自由度应该是不同因子水平下自由度的总和，亦即

$$v_{组内} = (k_1 - 1) + (k_2 - 1) + (k_3 - 1) + \cdots = n - g \qquad (4.8)$$

据此我们可以得出前边例子中的 3 个自由度分别是 119,3,116。

得到自由度以后，我们就要计算它们相对应的均方了。

均方也就是方差，由于是标准差的平方，所以在方差分析中经常称为均方。方差分析中的一个基本假定就是要求各处理组观测值总体的方差相等，即 $\sigma_1^2 = \sigma_2^2 = \sigma_3^2 = \cdots = \sigma_i^2 = \cdots = \sigma_k^2$

$(i=1,2,\cdots,k)$。如果所分析的资料满足这个方差同质性的要求，那么各处理组内的样本方差 $s_1^2,s_2^2,s_3^2,\cdots,s_i^2,\cdots,s_k^2$ 都是误差方差 σ^2 的无偏估计（unbiased estimate）量。但是严格地说，处理组间的均方不能算作误差方差 σ^2 的无偏估计量，因为处理组间的总体方差应该有 2 个部分组成，一个是观察值变异造成的误差方差 σ^2，另一个是处理组间不同效应造成的方差 $k_i\sigma_a^2$，所以处理组间变异的总体方差应该是 $k_i\sigma_a^2+\sigma^2$。不过由于零假设中已经假设处理组间的效应没有差异，亦即各处理组观测值的均数相等时，$k_i\sigma_a^2=0$，这时处理间均方与处理内均方一样，也是误差方差 σ^2 的估计值。方差分析就是通过处理间均方和处理内均方的比较来推断处理组间的效应是否为零，也就是处理组间的总体均数是否相等。如果比值远大于 1，说明处理组间的总体均数不相等，处理组间的效应方差不为 0，即意味着各样本均数间的差异，不仅是由抽样误差所致，还有处理因素的作用。

组间均方的计算公式为

$$MS_{\text{组间}}=\frac{SS_{\text{组间}}}{v_{\text{组间}}}\tag{4.9}$$

组内均方的计算公式为

$$MS_{\text{组内}}=\frac{SS_{\text{组内}}}{v_{\text{组内}}}\tag{4.10}$$

从而我们计算出例子的 $MS_{\text{组间}}$ 为 10.72，$MS_{\text{组内}}$ 为 0.43。

（五）第 5 步　概率分布（F 分布与 F 检验）

当我们以 $MS_{\text{组间}}$ 为分子，$MS_{\text{组内}}$ 为分母，计算其比值，统计学上把两个均方的比值称其为 F 值。计算公式为

$$F=\frac{MS_{\text{组间}}}{MS_{\text{组内}}}\tag{4.11}$$

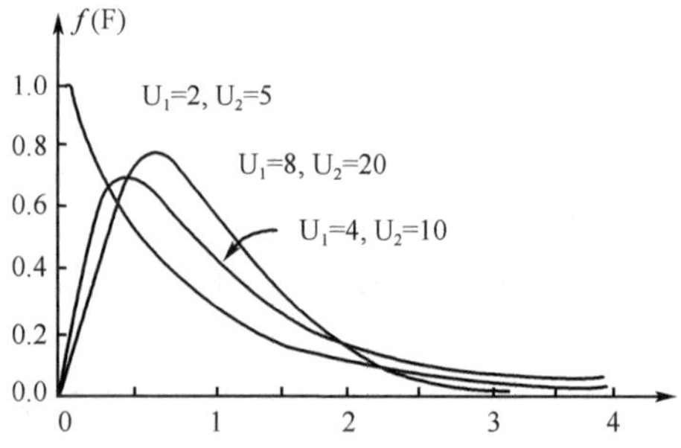

图 4-2　F 分布密度曲线

F 值的概率分布称为 F 分布（F distribution）。F 分布密度曲线是随自由度 $v_{\text{组间}}$、$v_{\text{组内}}$ 的变化而变化的一簇偏态曲线，其形态随着 $v_{\text{组间}}$、$v_{\text{组内}}$ 的增大逐渐趋于对称（图 4-2）。

F 分布的取值范围是 $(0,+\infty)$，其平均值 $\mu_F=1$。

附表 4 列出的是不同 $v_{\text{组间}}$ 和 $v_{\text{组内}}$ 下，$P(F\geqslant F_a)=0.05$ 和 $P(F\geqslant F_a)=0.01$ 时的 F 值，即右尾概率 $\alpha=0.05$ 和 $\alpha=0.01$ 时的临界 F 值，一般记作，$F_{0.05(v_{\text{组间}},v_{\text{组内}})}$，$F_{0.01(v_{\text{组间}},v_{\text{组内}})}$ 或者是 $F_{0.05(v_1,v_2)}$，$F_{0.01(v_1,v_2)}$。

（六）第 6 步　实际值和临界值的比较

算出前边例子的 F 值等于 24.93，$v_{\text{组间}}$ 为 3，$v_{\text{组内}}$ 为 116，查附表 3：F 界值表，因为分母自由度没有 116，而样本含量 100 以上已经足够大，所以可以用分子自由度为 3，分母自由度为 100 的来代替，$F_{0.05(3,100)}=2.70$，$F_{0.01(3,100)}=3.98$，$F>F_{0.01(3,100)}$，$P<0.01$。其表达的意思

链接

在方差分析当中不需要确定单侧或双侧，因为要检验 2 个以上的群体，而且 F 检验是综合检验（也就是检验样本均数之间的所有差异），讨论特定差异的方向没有意义。在统计软件中 P 值一般是直接计算出来，不用查界值表。

是：如果处理组间的效应没有差异，处理组间的均方和处理组内的均方都是同 1 个误差方差

σ^2 的无偏估计量,那么组间均方与组内均方的比值等于 3.98 的可能性小于 0.01。

（七）第 7 步 关于 H_0 的判断

按 $\alpha = 0.05$ 水准,拒绝 H_0,组间均方和组内均方之间有着非常显著的差异,新药对低密度脂蛋白胆固醇的测量值均数并没有显著影响(也就是说新药对低密度脂蛋白胆固醇的测量值没有效应)的假设很可能不成立。

（八）第 8 步 结论

至少有 1 个剂量水平的新药确实对低密度脂蛋白胆固醇的测量值有非常显著的疗效。但新药不同剂量之间的疗效差异还需做两两分析。

为了使用方便,我们把方差分析计算公式用表 4-2 表示如下。

表 4-2 完全随机设计方差分析计算公式

变异来源	离均差平方和 SS	自由度	均方 MS	F
总变异	$\sum x^2 - C$	$N-1$		
组间(处理组间)	$\sum\limits_{i} \dfrac{(\sum\limits_{i} x_{ij})^2}{n_i} - C$	$k-1$	$SS_{组间}/\upsilon_{组间}$	$MS_{组间}/MS_{组内}$
组内(误差)	$SS_{总} - SS_{组间}$	$N-k$	$SS_{组内}/\upsilon_{组内}$	

从上面的例子我们得出的结论实际是:不同因子水平(因变量)的均值不完全相等。这表明被检验的因子确实对响应变量(自变量)产生了显著的影响。但是,如果组间均方不是显著的大于组内均方,就无法拒绝零假设,即所有均值相等。需要注意的是,在做方差分析的假设检验时,有 3 个基本假设。

(1) 方差分析的目标是探索不同因子水平对响应变量产生的影响。因而在一般情况下,我们总是假设(也就是希望)可以找出能够对某一因子水平产生最大有益影响的响应变量数值,这就意味着很可能将拒绝零假设而接受备择假设,然后通过进一步的研究找到最优因子水平。没有这个假设,研究就没有了意义。

(2) 在方差分析中必须假设有偶然因素和未被纳入检验的因子水平所产生的影响也是正态分布,并且由此影响导致的总体方差在这个假设试验中始终为 1 常数(方差齐性)。

(3) 在方差分析中必须假设试验观察的所有数值是独立的,亦即任一试验观察的数值对其他的试验数值不产生影响。为此,通常对试验数据随机抽样和排序,以保证试验数值的独立性。

> **链接**
>
> 你已经学过 t 检验,你知道 t 值和 F 值之间的关系吗?有趣的是 2 个群体的 F 值等于 2 个群体的 t 值的平方,即 $F = t^2$。问题很简单,却说明了方差分析也可以用于 2 个群体样本均数间差异的比较。

第 2 节 单因素方差分析的应用

数学模型(数学方程)经常被用来表达某一个特定的情况。比如,运用数学模型去解释双变量数据之间的关系,当认为两变量之间存在直线关系时,就用模型 $\hat{y} = b_0 + b_1 x$ 表示这种关系。那么单因素方差分析的数学模型又是什么样的呢?

单因素方差分析数学模型为

$$x_{ij} = \mu + F_j + \varepsilon_{ij} \qquad (4.12)$$

式中：x_{ij} 是 j 因子水平下样本中的第 i 个数值；μ 是总体均值；F_j 是不同因子水平的变异导致的误差；ε_{ij} 是不同 j 因子水平下样本中观察值变异导致的误差。这个模型进一步说明了方差分析的逻辑，当不同因子水平对响应变量没有影响时，$F_j = 0$，$x_{ij} = \mu + \varepsilon_{ij}$，观察值之间的变异就比较小；反之，当不同因子水平对响应变量有影响时，观察值之间的变异就比较大。利用不同因子水平 $F_j + \varepsilon_{ij}$ 的和（假设 $F_j = 0$，样本含量越大方差估计值越接近真值）与 ε_{ij} 的和进行比较就可以看出不同因子水平对响应变量是否有影响。

> **链接**
>
> 方差分析的优点可归纳为：①不受对比组数的限制；②可同时分析多个因素的作用；③可分析因素间的交互作用。

[**例4-2**] 为了研究烫伤后不同时间切痂对大白鼠肝脏三磷酸腺苷（ATP）含量的影响，将 30 只雄性大白鼠随机分 3 组，每组 10 只。其中 A 组为烫伤对照组，B 组为烫伤后 24 小时（休克期）切痂组，C 组为烫伤后 96 小时（非休克期）切痂组。全部动物在烫伤后 168 小时测量其肝脏的 ATP 含量，结果见表 4-3。3 组大鼠肝脏的 ATP 含量有无差别？

在这一研究中，检验因子（因变量）是大鼠肝脏 ATP 含量测量值，检验的因子水平有 3 个，是 3 组不同时间切痂的烫伤大白鼠（自变量）。被检验的零假设是 3 组不同时间切痂的烫伤大白鼠 168 小时肝脏 ATP 含量测量值没有差异。我们可以用八步法进行检验以确定是否存在证据拒绝零假设。

表 4-3　大白鼠烫伤后肝脏 ATP 含量(mg)测量结果

A 组	B 组	C 组
7.67	11.24	10.74
7.53	11.70	8.68
8.39	11.52	7.32
8.51	13.65	9.41
10.18	13.43	9.62
7.03	14.19	8.78
11.69	7.21	8.32
5.74	12.87	9.85
6.72	13.89	11.31
7.07	16.93	8.73

第 1 步

1. 参数　首先关注每个因子水平下的均数：烫伤对照组为 μ_1，烫伤后 24 小时切痂组为 μ_2，烫伤后 96 小时切痂组为 μ_3。

2. 假设表述

$H_0 : \mu_1 = \mu_2 = \mu_3$

H_1：各组不同时间切痂的烫伤大白鼠肝脏 ATP 含量测量值不相等或不全相等

第 2 步

1. 假设　30 只大白鼠分组是随机选取的，大白鼠的肝脏 ATP 含量测量值相互独立，并且假定为正态分布。

2. 选择的检验方法　可以看到例题是检验 3 个群体（3 组不同时间切痂的烫伤大白鼠）在 1 个变量（烫伤大白鼠肝脏 ATP 含量）的变异，每只烫伤大白鼠只被测量 1 次，所以选用单因素方差分析。

第 3 步

设置假设的检验水准：$\alpha = 0.05$。

第 4 步

1. 计算总平方和

$$SS_{总} = \sum (x^2) - \frac{(\sum x)^2}{n}$$

$$= (7.67^2 + 7.53^2 + 8.39^2 + \cdots + 9.85^2 + 11.31^2 + 8.73^2)$$

$$- \frac{(7.67 + 7.53 + 8.39 + \cdots + 9.85 + 11.31 + 8.73)}{30} = 211.728$$

2. 组间平方和

$$SS_{组间} = \sum_{j=1}^{g} \frac{(\sum_{i=1}^{kj} x_{ij})^2}{k_i} - C = 114.065$$

自由度:$v_{组间} = g - 1 = 2$

3. 组内平方和

$$SS_{组内} = SS_{总} - SS_{组间} = 97.663$$

自由度:$v_{组内} = n - g = 27$

4. 计算均方

$$MS_{组间} = \frac{SS_{组间}}{v_{组间}} = 57.033$$

$$MS_{组内} = \frac{SS_{组内}}{v_{组内}} = 3.617$$

第 5 步

计算 F 值

$$F = \frac{MS_{组间}}{MS_{组内}} = 15.767$$

第 6 步

实际值和临界值的比较

$F_{0.01(2.27)} = 5.49, F > F_{0.01(2.27)}$,故 $P < 0.01$。

第 7 步

关于 H_0 的判断:按 $\alpha = 0.05$ 水准,拒绝 H_0。组间均方和组内均方之间有着非常显著的差异,烫伤后不同时间切痂对大白鼠肝脏 ATP 含量测量值并没有显著影响(也就是说烫伤后不同时间切痂对大白鼠肝脏 ATP 含量测量值没有效应)的假设很可能不成立。

第 8 步

结论:很可能至少有 1 个时间烫伤后切痂对大白鼠肝脏 ATP 含量测量值有影响。

对于上述"拒绝零假设"的决定还可以解释为以下结论:现有的证据可以表明被检验的因子水平之间很可能存在差异,至少有 1 个因子水平区别于其他因子水平。为了找出差异,在此情况下最好的办法就是检查数据,这样会比较容易找出哪个因子水平造成拒绝零假设。在本例中,可以明显地看出至少烫伤后 24 小时(休克期)切痂组是区别于其他 2 组的,因为这 1 组的测量值普遍比其他 2 组的高。但如果不能明显看出因子水平之间存在差异,或者需要充分的证据来证明哪 2 组因子水平之间有差异,可选择多个样本均数之间的两两比较。

第 3 节　多个样本均数的两两比较

现在还需要解决的一个问题是,完全随机设计的方差分析中当 F 值显著或极显著,否定

了零假设 H_0,表明试验的总变异主要来源于因子水平之间的变异,也就是试验中各处理组样本均数间存在显著或极显著差异,但并不是说每两个样本均数间的差异都显著或极显著,也不能具体说明哪些样本均数间有显著或极显著的差异,哪些样本均数差异不显著。那么我们能够采用什么办法进行比较呢?

前边我们说过 t 检验法检验过程烦琐,无统一的试验误差且估计误差的精确性和检验的灵敏性低。因而,有必要找到一种合适的办法,以便能够进行两个处理样本均数间的比较,从而具体判断两两处理因素样本平均数间的差异显著性。这种能够把多个平均数两两间进行相互比较的办法在统计学上称为多重比较(multiple comparisons)。多重比较的方法有很多,本章只介绍最常用的最小显著差数法(LSD 法)。

> **链接**
>
> 方差分析中常用的多重比较还有:最小显著极差法(LSR 法)、Dunnett-t 检验、q 检验(SNK 法)、Tukey 法等。

在例 4-2 中,F 值为 15.767,差异极为显著。这时应该注意到这样一个问题,在所有假设检验当中,比较的检验水准都是 $\alpha=0.05$ 或者 $\alpha=0.01$。我们前边学习独立样本成组 t 检验时,已经知道当 2 组样本来自同 1 个正态分布,样本均数的差数组成的总体也应该是正态分布。现在我们想一想,能不能利用成组 t 检验的方法找到 1 个共同的标准进行比较呢?显然,共同的比较标准可以是 $\alpha=0.05$ 或者 $\alpha=0.01$ 的界值,那么用哪一个界值作为比较的标准?界值又怎么计算呢?

我们知道 t 值的计算公式为

$$t_{a(v)}=\frac{\overline{x_1}-\overline{x_2}}{s_{x_1-x_2}}$$

但是在方差分析的多重比较中去求多个 t 值太烦琐,我们可以把这个公式转换一下,换成去求两样本均数的差值 LSD:

$$LSD=\overline{x_1}-\overline{x_2}=t_{a(v)}s_{x_1-x_2} \tag{4.13}$$

这样我们就可以用 LSD 作为比较的标准,$\alpha=0.05$ 的界值 $LSD_{0.05}$ 应该是

$$LSD_{0.05}=t_{0.05(v)}s_{x_1-x_2} \tag{4.14}$$

$\alpha=0.01$ 的界值 $LSD_{0.01}$ 应该是

$$LSD_{0.01}=t_{0.01(v)}s_{x_1-x_2} \tag{4.15}$$

现在需要解决的另一个问题是,如果每 2 组样本均数进行比较时 $s_{x_1-x_2}$ 都需要去计算的话,仍然是太烦琐。我们看一看,在方差分析中的各个样本组中有没有一个共同的 $s_{x_1-x_2}$ 呢?

方差分析假设检验时,零假设认定因子水平间是没有组间效应的,也就是说只有组内效应造成的误差。所以当假设 2 组观察值来自均数以及均数的标准误相同的正态总体时,可以认为 $MS_{组内}$ 是 2 组观察值共同的均方。由于在成组 t 检验中,当每组观察值相等时,样本均数合并标准误的计算公式为

$$s_{x_1-x_2}=\sqrt{\frac{s_1^2+s_2^2}{n}} \tag{4.16}$$

这样方差分析中不同因子水平各组都有 1 个共同的样本均数合并标准误

$$s_{x_1-x_2}=\sqrt{\frac{2MS_{组内}}{n}} \tag{4.17}$$

现在我们只需要算出 $LSD_{0.05}$ 或者 $LSD_{0.01}$ 后,用每 2 组样本均数的差数和它们去比较。根据前边所学的内容我们已经知道,如果不同因子水平的各组确实来自均数以及均数的标准

误相同的正态总体时,样本均数的差数等于或者大于 $LSD_{0.05}$ 的可能性小于或者等于 0.05,等于或者大于 $LSD_{0.01}$ 的可能性小于或者等于 0.01。

就需要计算每 2 组样本均数合并标准误进行比较。

好了,现在我们将对例 4-2 进行多重比较。

第 1 步

1. 参数　我们首先计算出每个因子水平下的样本均数均数:烫伤对照组为 8.053,烫伤后 24 小时切痂组为 12.663,烫伤后 96 小时切痂组为 9.276。

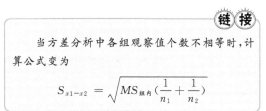

链接

当方差分析中各组观察值个数不相等时,计算公式变为

$$S_{x1-x2} = \sqrt{MS_{\text{组内}}\left(\frac{1}{n_1} + \frac{1}{n_2}\right)}$$

2. 假设表述

$H_0:\mu_1 = \mu_2 = \mu_3$

H_1:各组不同时间切痂的烫伤大白鼠肝脏 ATP 含量测量值不相等或不全相等

第 2 步

1. 假设　30 只大白鼠分组是随机选取的,大白鼠的肝脏 ATP 含量测量值相互独立,并且假定为正态分布。

2. 选择的检验方法　例 4-2 是检验 3 个群体(3 组不同时间切痂的烫伤大白鼠)在 1 个变量(烫伤大白鼠肝脏 ATP 含量)的变异,每只烫伤大白鼠只被测量 1 次,所以选用单因素方差分析。

第 3 步

设置假设的检验水准:$\alpha = 0.05$。

第 4 步

计算统计量

已知 $MS_{\text{组内}}$ 为 3.617,所以样本均数合并标准误为

$$S_{x_1-x_2} = \sqrt{\frac{2MS_{\text{组内}}}{n}} = \sqrt{\frac{2 \times 3.617}{10}} = 0.523$$

第 5 步　计算 $LSD_{0.05}$ 和 $LSD_{0.01}$ 值

查 t 界值表,$t_{0.05(27)}$ 为 2.052,$t_{0.01(27)}$ 为 2.771。$LSD_{0.05}$ 则和 $LSD_{0.01}$ 分别是

$$LSD_{0.05} = t_{0.05(27)} s_{x_1-x_2} = 2.052 \times 0.523 = 1.073$$
$$LSD_{0.01} = t_{0.01(27)} s_{x_1-x_2} = 2.771 \times 0.523 = 1.449$$

第 6 步　实际值和临界值比较

首先用三角形法,将不同因子水平各组的样本均数多重比较差数 LSD 值从大到小列表如下(表 4-4)。

表 4-4　不同时间切痂烫伤大白鼠肝脏 ATP 含量 LSD 值比较表

因子水平	$\overline{x}$	$\overline{x}-8.053$	$\overline{x}-9.276$
A_2	12.663	4.610	3.387
A_3	9.276	1.223	
A_1	8.053		

从表 4-4 可以看出,休克期组 A_2 和烫伤对照组 A_1 的 LSD 值 4.610 大于值 $LSD_{0.01}$

1.449，休克期组 A_2 和非休克期组 A_3 的 LSD 值 3.387 也大于 $LSD_{0.01}$ 值 1.449，所以 P 值小于 0.01，差异非常显著。非休克期组 A_3 和烫伤对照组 A_1 的 LSD 值 1.223 大于 $LSD_{0.05}$ 的值 1.073，但小于 $LSD_{0.01}$ 的值 1.449，所以 P 值小于 0.05，大于 0.01。

也可将 LSD 比较的结果写成表 4-5。

表 4-5　不同时间切痂烫伤大白鼠肝脏 ATP 含量 LSD 值比较表

因子水平	$\overline{x}$	$\overline{x}-8.053$	$\overline{x}-9.276$
A_2	12.663	4.610※※	3.387※※
A_3	9.276	1.223※	
A_1	8.053		

※※，$P<0.01$；※，$P<0.05$。

第 7 步　对于 H_0 的判断

按 $\alpha=0.05$ 水准，拒绝 H_0。在 LSD 值的比较中，休克期组和非休克期组、烫伤对照组均有非常显著的差异，非休克期组和烫伤对照组之间也有显著的差异。

第 8 步　结论

很可能烫伤后不同时间切痂对大白鼠肝脏 ATP 含量测量值有影响，以烫伤后 24 小时切痂组影响最明显，其次是 96 小时切痂组，最后是烫伤对照组。

关于 LSD 法的应用有以下几点说明以下。

（1）LSD 法实质上就是 t 检验法。但是，由于 LSD 法是利用 F 检验中的误差自由度 $v_{组内}$ 查临界 $t_{\alpha(v)}$ 值，利用 $MS_{组内}$ 计算样本均数合并标准误 $s_{x_1-x_2}$，因而 LSD 法又不同于每次利用两组数据进行多个样本均数两两比较的 t 检验法。它解决了前边指出的 t 检验法检验过程烦琐，无统一的试验误差且估计误差的精确性和检验的灵敏性低这两个问题。但 LSD 法并未解决推断的可靠性降低、犯 Ⅰ 型错误的概率变大的问题。

（2）因为 LSD 法实质上是 t 检验，故有人指出其最适宜的比较形式是：在进行试验设计时就确定各处理只是固定的两个两个相比，每个处理平均数在比较中只比较一次。例如，在一个试验中共有 4 个处理，设计时已确定只是处理 1 与处理 2、处理 3 与处理 4（或 1 与 3、2 与 4；或 1 与 4、2 与 3）比较，而其他的处理间不进行比较。因为这种比较形式实际上不涉及多个均数的极差问题，所以不会增大犯 Ⅰ 型错误的概率。

现在为了巩固我们的学习成果，我们把例 4-1 也做多重比较。

第 1 步

1. 参数　安慰剂组的样本均数是 3.43，新药组中，2.4g 组的样本均数是 2.72，4.8g 组的是 2.70，7.2g 组的是 1.97。

2. 假设的表述

$H_0：\mu_1=\mu_2=\mu_3=\mu_4$

H_1：各组低密度脂蛋白胆固醇测量值均数不相等或不全相等

第 2 步

1. 假设　测量值是随机选取的，并且相互独立，因变量假定为正态分布。

2. 选择合适的检验统计量　用图 4-1 所显示的流程表来选取合适的统计量，通过阴影部分我们确定合适的检验方法是单因素方差分析。

第3步

设置假设的检验水准:$\alpha = 0.05$。

第4步 计算统计量

已知$MS_{组内}$为0.43,所以样本均数合并标准误为

$$s_{\overline{x}_1 - \overline{x}_2} = \sqrt{\frac{2MS_{组内}}{n}} = \sqrt{\frac{2 \times 0.43}{30}} = 0.17$$

第5步 计算$LSD_{0.05}$和$LSD_{0.01}$值

查t界值表,$t_{0.05(100)}$为1.984,$t_{0.01(100)}$为2.626,则$LSD_{0.05}$和$LSD_{0.01}$分别是

$$LSD_{0.05} = t_{0.05(100)}S_{\overline{x}_1 - \overline{x}_2} = 1.984 \times 0.17 = 0.337$$
$$LSD_{0.01} = t_{0.01(100)}S_{\overline{x}_1 - \overline{x}_2} = 2.626 \times 0.17 = 0.446$$

第6步 实际值和临界值比较

我们仍然用三角形法,将不同因子水平各组的样本均数多重比较差数LSD值从大到小列表如下(表4-6)。

表4-6 新药不同剂量组低密度脂蛋白胆固醇测量值LSD值比较表

因子水平	$\overline{x}$	$\overline{x} - 1.97$	$\overline{x} - 2.70$	$\overline{x} - 2.72$
A_1	3.43	1.46**	0.73**	0.71**
A_2	2.72	0.75**	0.02	
A_3	2.70	0.73**		
A_4	1.97			

※※,$P < 0.01$。

第7步 对于H_0的判断

按$\alpha = 0.05$水准,拒绝H_0。从表4-6可以看到,安慰剂组A_1和其他3组相比较均有非常显著的差异。新药不同剂量各组中,7.2g组A_4和2.4g组A_2、4.8g组A_3相比较也有非常显著的差异,但2.4g组A_2和4.8g组A_3之间没有显著差异。

第8步 结论

很可能不同剂量的新药对高血脂患者的低密度脂蛋白胆固醇有影响,不服用新药的安慰剂组低密度脂蛋白胆固醇测量值和服用新药的患者有着非常明显地差别,当高血脂患者每日服用7.2g新药时,降脂效果非常明显。

小结

本章介绍了医学统计学的基本方法之一完全随机设计的方差分析(也被称为单因素方差分析)。需要注意的是,这仅是研究方差分析的起始。在医学实践中,试验结果往往要受到1种或多种因素的影响。完全随机设计的方差分析就是通过对仅有1种影响因素的试验数据进行分析,由于试验数据总是参差不齐,可以用总的离差平方和来度量数据间的离散程度,将总离差平方和分解为试验随机误差的平方和与因子水平的平方和,并对因子水平的平方和与随机误差的平方和进行比较,用以判断这个因素对试验结果的影响是否显著。进而介绍了当拒绝了不同因子水平对应的正态总体的均数相等这一零假设后,可以利用LSD法对检验方差相同的多个因子水平的样本均数进行多重比较,鉴别试验中不同因子水平对试验结果的影响,从而对试验方案进行正确的评价以及对试验方案进行改进。这就是完全随机设计方差分析法的基本思想。

自测题

一、选择题

1. 在方差分析中,( )反映的是样本数据与其组样本均数的差异
   A. 组内平方和
   B. 组间平方和
   C. 总离差平方和
   D. 总方差
   E. 标准差

2. 完全随机设计资料的方差分析中,必然有( )
   A. $SS_{组间} > SS_{组内}$
   B. $MS_{组间} < MS_{组内}$
   C. $MS_{总} = MS_{组间} + MS_{组内}$
   D. $SS_{总} = SS_{组间} + SS_{组内}$
   E. $v_{组间} > v_{组内}$

3. 完全随机设计资料的方差分析中,有( )
   A. $MS_{组内} > MS_{误差}$
   B. $MS_{组内} < MS_{误差}$
   C. $MS_{组内} = MS_{误差}$
   D. $MS_{组间} = MS_{误差}$
   E. $MS_{组内} < MS_{组间}$

4. 当组数等于2时,对于同一资料,方差分析结果与 t 检验结果( )
   A. 完全等价且 $F = \sqrt{t}$
   B. 方差分析结果更准确
   C. t 检验结果更准确
   D. 完全等价且 $t = \sqrt{F}$
   E. 理论上不一致

5. 方差分析结果,$F_{处理} > F_{0.05, (v1, v2)}$,则统计推论是( )
   A. 各总体均数不全相等
   B. 各总体均数都不相等
   C. 各样本均数都不相等
   D. 各样本均数间差别都有显著性
   E. 各总体方差不全相等

6. 完全随机设计方差分析的实例中有( )。
   A. 组间 SS 不会小于组内 SS
   B. 组间 MS 不会小于组内 MS
   C. F 值不会小于1
   D. F 值不会是负数

E. F 值不会是正数

7. 完全随机设计方差分析中的组间均方是( )的统计量
   A. 表示抽样误差大小
   B. 表示某处理因素的效应作用大小
   C. 表示某处理因素的效应和随机误差两者综合影响的结果
   D. 表示 N 个数据的离散程度
   E. 表示随机因素的效应大小

8. k 个组方差齐性检验有显著性,可认为( )
   A. $\sigma_1^2, \sigma_2^2, \cdots, \sigma_k^2$ 不全相等
   B. $\mu_1, \mu_2, \cdots, \mu_k$ 不全相等
   C. $S_1, S_2, \cdots, S_k$ 不全相等
   D. $\bar{x}_1, \bar{x}_2, \cdots, \bar{x}_k$ 不全相等
   E. $\sigma_1^2, \sigma_2^2, \cdots, \sigma_k^2$ 全不相等

二、填空题

1. 方差分析的目的是检验因变量 y 与自变量 x 是否____,而实现这个目的的手段是通过____的比较。

2. 总变差平方和、组间变差平方和、组内变差平方和三者之间的关系是_____。

3. 方差分析中的因变量是_____,自变量可以是_____,也可以是_____。

4. 方差分析是通过对组间均值变异的分析研究判断多个_____是否相等的一种统计方法。

5. 在单因素方差分析中,计算 F 统计量的分子是____方差,分母是____方差。

6. 在单因子方差分析中,分子的自由度是_____,分母的自由度是_____。

三、简答题

1. 方差分析是用于研究哪种数据的统计方法?

2. 多个样本均数间的相互比较为什么不宜用 t 检验法?

3. 方差分析的基本假定是什么?

4. 进行方差分析的基本步骤为何?

5. 如果样本中有 6 个因子水平,这意味着我们应该把数据分成 6 组,因子水平误差的自由度是多少?如果样本中共分成 6 组的 50 个观察值,那么随机误差的自由度是多少?

6. 什么叫一个变量的均方?如何计算均方?

7. 自变量的均方和残差变量的均方你知道又称为什么吗？它们比较的结果又称为什么？

8. 什么叫多重比较？多个样本均数相互比较时，*LSD* 法有何优点？还存在什么问题？

四、计算题

1. 某医生欲比较三种镇咳药的疗效，分析三种镇咳药延迟咳嗽的时间。结果经方差分析得：$SS_总$、$SS_{组间}$ 分别为 31810.000、4994.167，请列出方差分析表并解释结果。

2. 某职业病防治所对 30 名矿工分别测定血清铜蓝蛋白含量（$\mu mol/L$），资料如下。问各期血清铜蓝蛋白含量的测定结果有无差别？

0 期	8.0	9.0	5.8	6.3	5.4	8.5	5.6	5.4	5.5	7.2
0~I期	8.5	4.3	11.0	9.0	6.7	9.0	10.5	7.7	7.7	5.6
I 期	11.3	7.0	9.5	8.5	9.6	10.8	9.0	12.6	13.9	6.5

3. 为研究某药物的抑癌作用，使一批小白鼠致癌后，按完全随机设计的方法随机分为四组，A、B、C 三个试验组和一个对照组，分别接受不同的处理，A、B、C 三个试验组，分别注射 0.5ml、1.0ml 和 1.5ml 30％的注射液，对照组不用药。经一定时间以后，测定四组小白鼠的肿瘤重量（g），测量结果见下表。问不同剂量药物注射液的抑癌作用有无差别？

对照组	试验组		
	A	B	C
3.6	3.0	0.4	3.3
4.5	2.3	1.8	1.2
4.2	2.4	2.1	1.3
4.4	1.1	4.5	2.5
3.7	4.0	3.6	3.1
5.6	3.7	1.3	3.2
7.0	2.8	3.2	0.6
4.1	1.9	2.1	1.4
5.0	2.6	2.6	1.3
4.5	1.3	2.3	2.1

第5章

秩和检验

表 5-1　三种治疗方法治疗慢性喉炎的疗效

治疗方法	治愈	显效	好转	无效	合计
A 法	150	48	20	12	230
B 法	40	35	35	20	130
C 法	20	25	25	30	100

[例 5-1]　某研究者用三种方法治疗慢性喉炎的疗效，将病情类似的患者随机分成三组，分别接受三种不同的疗法，结果见表 5-1。

对于该资料，研究者进行了行×列表卡方检验

$$x^2 = n\left(\sum \frac{A^2}{n_R n_c} - 1\right) = 90.516$$

$P < 0.005$，按 $\alpha = 0.05$ 水准，拒绝 H_0，可以认为三种不同方法治疗慢性喉炎疗效不同。

该资料的分析方法是否合适？因为本资料属于单向有序分类资料（即等级资料），行×列表卡方检验不适用。可采用成组设计多个样本比较的秩和检验来分析该资料。

统计分析方法分为两大类：参数统计和非参数统计。前面所讲述的 t 检验、u 检验和方差分析，一般要求总体为正态分布、总体方差相等，这样的统计方法称为参数统计（parametric statistics）。如果资料不符合参数统计的要求，也不能通过数据转换使其符合参数分析条件，则可用非参数统计方法。非参数统计方法对总体分布没有严格规定，不依赖总体分布类型，也不对总体参数进行统计推断。因此非参数检验也称为任意分布检验。该方法主要适用于以下资料。

（1）分布类型未知，或者分布呈偏态又无适当的转换方法转变为正态分布的资料。

（2）观察结果不能精确测量，只能以严重程度、优劣等级等表示的资料。

（3）数据的一端或两端没有确定数值的资料。

（4）各组观察值离散程度较大、各总体方差不齐的资料。

由于参数统计对资料要求较高，所以适用范围有限；但是参数统计对资料的分析利用比较充分（如可以估计总体参数等），而且统计分析的效率也较高。而非参数统计对资料没有特殊要求，故适用范围较广，且收集资料、统计分析也比较简便，但由于损失了部分信息，检验效率降低了。因此，对于适合参数统计的资料，首选参数统计。

非参数统计方法很多，本章仅介绍其中检验效率较高且常用的秩和检验（rank sum test）。

第1节　配对设计资料的符号秩和检验

符号秩和检验主要用于配对设计资料的检验。

一、检 验 步 骤

1. 建立假设和确定检验水准

H_0：差值总体中位数为 0，即 $M_d = 0$

H_1：差值总体中位数不为 0，即 $M_d \neq 0$（双侧）；或差值总体中位数 > 0（或 < 0）（单侧）

确定检验水准 α

2. 求秩和 T 值

(1) 求差值：求各对数据的差值，即 $d = x_i - y_i$ 或 $d = y_i - x_i$。

(2) 编秩次：依差值的绝对值从小到大编秩，并标上正负号。编秩时，遇差数等于 0，舍去不计，同时样本对子数相应减少；遇差数的绝对值相等，符号相反取平均秩次；符号相同，则按顺序编秩。

(3) 求秩和：分别求出正负秩次之和，正秩和以 T_+ 表示，负秩和以 T_- 表示，T_+ 及 T_- 之和应等于 $n(n+1)/2$。

(4) 统计量：以正负秩和中绝对值较小者为统计量 T 值，即 $T = min(T_+, T_-)$。

3. 确定 P 值

当 $n \leq 25$ 时，查配对比较的符号秩和检验用 T 界值表（配对比较的符号秩和检验用）（附表 5），得出 P 值。若检验统计量 T 值在上、下界值范围内，其 P 值大于相应概率水平；若 T 值恰好等于界值，其 P 值等于相应概率水平；若 T 值在上、下界值范围外，其 P 值小于相应概率水平。

4. 作出推断结论

根据 P 值大小作出拒绝或不拒绝 H_0 的推断结论。若 $P < \alpha$，则拒绝 H_0；若 $P > \alpha$，则不拒绝 H_0。

当 $n > 25$ 时，超出 T 界值表范围，可按正态近似法作 u 检验，其公式为

$$u = \frac{|T - n(n+1)/4| - 0.5}{\sqrt{n(n+1)(2n+1)/24}} \tag{5.1}$$

当相同秩次较多时，应用校正公式

$$u_c = \frac{|T - n(n+1)/4| - 0.5}{\sqrt{\dfrac{n(n+1)(2n+1)}{24} - \dfrac{\sum(t_i^3 - t_i)}{48}}} \tag{5.2}$$

式中：t_i 为相同秩次的个数，假设差值中有 3 个差值为 8，5 个差值均 10，则 $t_1 = 3$，$t_2 = 5$，$\sum (t_i^3 - t_i^3) = (t_1^3 - t_1) + (t_2^3 - t_2) = (3^3 - 3) + (5^3 - 5) = 152$。

求得 u 值后，与 $u_{0.05} = 1.96$ 和 $u_{0.01} = 2.58$ 比较，从而得出 P 值的大小。

二、案 例 解 析

[例 5-2]　某研究者为探讨出生先后对双胞胎智力是否有影响，测定了 10 对双胞胎智力情况，得分结果见表 5-2，问先后出生的双胞胎智力有无差异？

1. 建立假设和确定检验水准

H_0：差值的总体中位数 $M_d = 0$

H_1：差值的总体中位数 $M_d \neq 0$

$\alpha = 0.05$

表 5-2　10 对双胞胎智力得分情况

对子号 (1)	先出生的 (2)	后出生的 (3)	差值 d (4)	秩次 (5)
1	91	93	−2	−3
2	77	82	−5	−6.5
3	79	78	1	1
4	75	72	3	4
5	95	99	−4	−5
6	78	78	0	
7	86	74	12	9
8	96	95	1	2
9	77	72	5	6.5
10	74	82	−8	−8
合计				$T_+=22.5$　$T_-=22.5$

2. 计算统计量

(1) 计算每对数值的差值 d：见表 5-2 第(4)列。

(2) 编秩次：按差值的绝对值由小到大编秩，并给秩次冠以原差值的正负号。

(3) 求秩和：分别求出正负秩次之和，得到秩和 $T_+=22.5$，$T_-=22.5$。

(4) 以绝对值较小者为统计量 T：本例正负秩和相等，取 $T=22.5$。

3. 确定 P 值

本例对子数为 9，查附表 5(配对比较的符号秩和检验用)，$T_{0.05(9)}=(5,40)$，$T=22.5$ 在上、下界值范围内，故 $P>0.05$。

4. 作出推断结论

按 $\alpha=0.05$ 的水准，不拒绝 H_0，还不能认为先后出生的双胞胎智力有差异。

[例 5-3]　对 20 名患有轻度牙周疾病的成年人，指导他们实行良好的口腔卫生习惯。6 个月后，牙周情况好转程度依高到低给予分数 +3、+2、+1；牙周情况变差程度依次给予分数 −1、−2、−3；没有变化给予 0 分。结果见表 5-3，试对此项指导的结果给予评价。

表 5-3　牙周情况的变化程度

变化对应分数	+3	+2	+1	0	−1	−2	−3
人数	2	4	5	4	2	2	1

1. 建立假设和确定检验水准

H_0：差值的总体中位数 $M_d=0$

H_1：差值的总体中位数 $M_d\neq0$

$\alpha=0.05$

2. 计算统计量

设变化对应的分数为 d，编秩及正负秩和计算见表 5-4。

表 5-4　正负秩和计算表

d	频数			秩次范围	平均秩次	负秩和	正秩和
	−	+	总				
1	2	5	7	1~7	4	8	20
2	2	4	6	8~13	10.5	21	42
3	1	2	3	14~16	15	15	30
合计						$T_-=44$	$T_+=92$

3. 确定 P 值

本例对子数为 16，查表附表 5，$T_{0.05(16)}=(29,107)$，$T_{0.01(16)}=(19,117)$，本例 $T=44$，

在 0.05 的上、下界值范围内,故 $P > 0.05$。

4. 作出推断结论

按 $\alpha = 0.05$ 的水准,不拒绝 H_0,还不能认为对患有轻度牙周疾病的成年人,指导他们实行良好的口腔卫生习惯有助于改善牙周状况。

第 2 节　完全随机设计两个样本资料的秩和检验

一、检 验 步 骤

1. 建立假设并确定检验水准

H_0:两总体分布位置相同

H_1:两总体分布位置不同

$\alpha = 0.05$

2. 计算统计量

(1) 编秩次:将两样本数据由小到大统一编秩,编秩时不同组的相同数据取平均秩次,同组内相同数据顺次编秩,不必平均。

(2) 求秩和:将两样本各自的秩次相加求得秩和。

(3) 统计量 T 值:当两样本例数不等时,以样本例数小者为 n_1,其秩和为统计量 T。当两样本例数相等时,可任取一组的秩和为 T。两组的秩和合计等于总秩和,即 $T_1 + T_2 = N(N+1)/2$,$N = n_1 + n_2$。

3. 确定 P 值

当 $n_1 < 10$,$n_2 - n_1 < 10$ 时,查两样本比较的秩和检验用 T 界值表(两样本比较的秩和检验)(附表 6),得出 P 值。统计量 T 值与 P 值关系为:若检验统计量 T 值在某一行的上、下界值范围以内,其 P 值大于表中相应的概率;若 T 值恰好等于上下界值,则 P 值等于相应概率;若 T 值在某一行的上、下界值范围外,则 P 值小于表中相应概率。

4. 作出推断结论

根据 P 值大小作出拒绝或不拒绝 H_0 的推断结论。若 $P < 0.05$,则拒绝 H_0;若 $P > 0.05$,则不拒绝 H_0。

若 n_1 或 $n_2 - n_1$ 较大,超出 T 界值表范围时,可按正态近似原理作 u 检验。

$$u = \frac{|T - n_1(N+1)/2| - 0.5}{\sqrt{n_1 n_2 (N+1)/12}} \tag{5.3}$$

当相同秩次较多时(尤其等级资料),改用校正公式(5.4)

$$u_c = u / \sqrt{C} \tag{5.4}$$

式中:$C = 1 - \dfrac{\sum (t_i^3 - t_i)}{(N^3 - N)}$,$t_i$ 为相同秩次的个数。

根据求得的 u 值确定 P 值,作出推断结论。

二、案 例 解 析

[例 5-4]　某实验室观察局部温热治疗小鼠移植肿瘤的疗效,以生存日数作为观察指标,结果见表 5-5。问局部温热治疗小鼠移植肿瘤是否可延长小鼠生存日数?

表 5-5　小鼠生存日数比较

实验组		对照组	
得分	秩次	得分	秩次
11	10.5	2	1
13	12	3	2
16	13	4	3
17	14	5	4
18	15	6	5
19	16	7	6
22	17	8	7
22	18	9	8
26	19	10	9
28	20	11	10.5
$n_1=10$	$T_1=154.5$	$n_2=10$	$T_2=55.5$

$(T_1+T_2=154.5+55.5=210$ 与 $N(N+1)/2=210$ 相等,计算无误)

1. 建立假设和确定检验水准

H_0:两总体分布位置相同

H_1:两总体分布位置不同

$\alpha=0.05$

2. 计算统计量

(1)编秩次:将两组数据分别由小到大排列,并统一编秩,见表 5-5 中秩次一列,两组各有一个 11,应编秩 10、11,其平均秩次为(10+11)/2=10.5。实验组有两个 22,同一组内顺次编秩,因为不影响它们的总秩和。

(2)求秩和:将两组秩次分别相加求得秩和。

(3)统计量:两组例数均为 10,取较小秩和为 T,则 $T=55.5$。

3. 确定 P 值

以 $n_1=10$,$n_2-n_1=10-10=0$,按 $\alpha=0.05$ 查 T 值表(附表 6)得范围(78,132),$T_{0.01(10,0)}=$(71～139),本例 $T=55.5$,不在上、下界值范围内,其 P 值<0.01。

4. 作出推断结论

按 $\alpha=0.05$ 检验水准拒绝 H_0,可以认为局部温热治疗小鼠移植肿瘤可延长小鼠生存日数。

[例 5-5]　某医院检查病区的护理病历书写质量情况,按质量优劣给予评级,结果:病区 1 抽查了 16 份病历,其优、良、中分别为 5、7、4;病区 2 抽查了 15 份病历,其优、良、中、差分别为 4、8、2、1。问两个病区护理病历的书写质量有无差别?

1. 建立假设和确定检验水准

H_0:两病区护理病历质量总体分布位置相同

H_1:两病区护理病历质量总体分布位置不同

$\alpha=0.05$

2. 计算统计量

(1)求平均秩次:先计算各等级的合计人数,见表 5-6 第 3 列,再确定各等级合计例数所处的秩次范围,求得平均秩次。平均秩次的计算以秩次范围的上下界值相加除以 2。如病历质量优的平均秩次=(1+9)/2=5,其他仿此计算。

(2)求秩和:分别将不同病区不同质量级别的例数与平均秩次相乘,如病区 1 质量级别优的秩和为 5×5=25,然后将同一病区不同质量级别的秩和相加即为总秩和。

表 5-6　两病区护理病历质量评级计算

质量级别(1)	病历数		合计(4)	秩次范围(5)	平均秩次(6)	秩和	
	病区 1(2)	病区 2(3)				病区 1(7)=(2)×(6)	病区 2(8)=(3)×(6)
优	5	4	9	1～9	5	25	20
良	7	8	15	10～24	17	119	136
中	4	2	6	25～30	27.5	110	55
差	0	1	1	31	31	—	31
合计	16	15	31	—	—	254	242

3. 确定 P 值

本例 $n_1 > 10$，超出了两样本比较的秩和检验 T 界值表范围，且相同秩次较多，所以可按公式 5-4 计算 u 值：

$$u = \frac{|T - n_1(N+1)/2| - 0.5}{\sqrt{\dfrac{n_1 \cdot n_2}{12N(N-1)}[N^3 - N - \sum(t_i^3 - t_i)]}}$$

$$= \frac{|242 - 15(31+1)/2| - 0.5}{\sqrt{\dfrac{15 \times 16}{12 \times 31(31-1)}[31^3 - 31 - 4290]}}$$

$$= 0.064$$

式中：$\sum(t_i^3 - t_i) = (9^3 - 9) + (15^3 - 15) + (6^3 - 6) = 4290$。

本例 $u = 0.064 < 1.96$，则 $P > 0.05$。

4. 作出推断结论

按 $\alpha = 0.05$ 检验水准不拒绝 H_0，还不能认为两病区护理病历书写质量有所不同。

第 3 节　完全随机设计多个样本资料的秩和检验

一、基 本 步 骤

1. 建立假设和确定检验水准

H_0：各样本总体分布相同

H_1：各样本总体分布不同或不全相同

$\alpha = 0.05$

2. 计算统计量

(1) 编秩次：将各组数据分别从小到大排队，再统一编秩。编秩时如遇不同组的相同数据应取平均秩次；同组的相同数据顺次编秩，不必平均。

(2) 求秩和：分别计算各组的秩和 T_i。

(3) 计算统计量 H 值：

$$H = \frac{12}{N(N+1)}\left(\sum \frac{R_i^2}{n_i}\right) - 3(N+1) \tag{5.5}$$

若各样本相同秩次较多时（如超过 25%），所计算的 H 值偏小，应用校正公式 Hc：

$$H_c = H/C \tag{5.6}$$

式中：$C = 1 - \sum \dfrac{(t_i^3 - t_i)}{(N^3 - N)}$，$t_i$ 为相同秩次的个数。

3. 确定 P 值　若组数 $k = 3$，且每组例数 $n_i \leqslant 5$，可查 H 界值表（附表 7：三样本比较的秩和检验表），与样本例数较小组的秩和进行比较，H 值越大，P 值越小；若各组样本例数相等，则与秩和较小者进行比较，得出 P 值。若组数 $k > 3$，或每组有样本例数 > 5，则 H 近似服从自由度 $v = k - 1$ 的 χ^2 分布，可查 χ^2 界值表，得出 P 值。

4. 作出推断结论　根据 P 值的大小作出拒绝或不拒绝 H_0 的结论。

二、案例解析

表 5-7 三组患者膀胱冲洗后尿红细胞计数(个/HP)

实验Ⅰ组		实验Ⅱ组		实验Ⅲ组	
测定值	秩次	测定值	秩次	测定值	秩次
875	1	1525	6	1688	11
878	2	1528	7	1690	12
880	3	1530	8	1693	13
881	4	1532	9	1696	14
883	5	1535	10	1698	15
R_i	15		40		65
n_i	5		5		5

[例 5-6] 为探讨三种持续膀胱冲洗方法的临床效果,将 15 名持续膀胱冲洗患者随机分为实验Ⅰ组、实验Ⅱ组、实验Ⅲ组,分别采用单瓶输液器、四联三通及 3L 输液袋膀胱冲洗法进行膀胱冲洗,并于冲洗后 24 小时进行尿红细胞计数检查,结果见表 5-7。问三组患者的 24 小时尿红细胞计数有无差别?

1. 建立假设和确定检验水准

H_0:三组患者尿红细胞计数总体分布位置相同

H_1:三组患者尿红细胞计数总体分布位置不同或不全相同

$\alpha = 0.05$

2. 计算统计量

(1) 编秩次:先将各组数据分别由小到大排列,再统一编秩,遇相同数据在不同组内,取其平均秩次;若相同数据在同一组内,则不必取平均秩次。见表 5-7 秩次栏。

(2) 求秩和:将表 5-7 中各组秩次相加得秩和,符号为 R_i,下标 i 为组序($i = 1、2、3$)。

3. 确定 P 值

本例组数 $k = 3$,且每组例数 $n_i \leqslant 5$,可查 H 界值表,$H_{0.05(5,5,5)} = 5.78$,$H_{0.01(5,5,5)} = 7.98$,较小的秩和为 $15 > 7.98$,得 $P < 0.01$。

4. 作出推断结论

按 $\alpha = 0.05$ 水准,拒绝 H_0,可以认为三组患者尿红细胞计数有差别。

[例 5-7] 根据表 5-8 资料,试比较三个不同省份城市环境卫生质量有无差别?

表 5-8 三省不同城市环境卫生质量评级

质量级别(1)	甲省(2)	乙省(3)	丙省(4)	合计(5)	秩次范围(6)	平均秩次(7)
优	5	4	7	16	1-16	8.5
良	7	8	8	23	17-39	28
中	2	3	1	6	40-45	42.5
差	1	1	0	2	46-47	46.5
R_i	370	432	326			
n_i	15	16	16			
$\overline{x}_i$	24.7	27	20.4			

1. 建立假设和确定检验水准

H_0：三省不同城市环境卫生质量总体分布相同

H_1：三省不同城市环境卫生质量总体分布不同或不全相同

$\alpha = 0.05$

2. 计算统计量

(1) 求平均秩次：先计算各等级的合计人数，见表 5-8 第 5 列，再确定各等级合计例数所处的秩次范围，求得平均秩次。平均秩次的计算以秩次范围的上下界值相加除以 2。如环境卫生质量优的平均秩次 = $(1+16)/2 = 8.5$，其他仿此计算。

(2) 求秩和：分别将各城市不同质量级别的例数与平均秩次相乘，如甲省环境卫生质量级别优的秩为 $5 \times 8.5 + 7 \times 28 + 2 \times 42.5 + 46.5 = 370$，其他省仿此计算。

3. 确定 P 值

本例组数 $k = 3$，每组 $n_i > 5$，超出了 H 界值表范围，且相同秩次较多，所以可按公式 5-5、5-6 计算 H 和 H_c 值：

$$H = \frac{12}{N(N+1)}\left(\sum \frac{R_i^2}{n_i}\right) - 3(N+1)$$

$$= \frac{12}{47(47+1)}\left(\frac{370^2}{15} + \frac{432^2}{16} + \frac{326^2}{16}\right) - (3 \times 47 + 1)$$

$$= 3.92$$

$$C = 1 - \sum(t_i^3 - t_i)/(N^3 - N)$$

$$= 1 - \frac{(16^3 - 16) + (23^3 - 23) + (6^3 - 6) + (2^3 - 2)}{47^3 - 47}$$

$$= 0.842$$

$$H_c = H/C = 3.92/0.842 = 4.66$$

然后按 $v = k - 1 = 3 - 1 = 2$，查 χ^2 界值表，$\chi^2_{0.05(2)} = 5.99$，$4.66 < 5.99$，故 $P > 0.05$。

4. 作出推断结论

按 $\alpha = 0.05$ 水准，不拒绝 H_0，还不能认为三省不同城市环境卫生质量总体分布不同。

 小结

秩和检验是一种不依赖于总体的分布类型，应用时不考虑所研究的对象为何种分布以及分布是否已知的假设检验方法，属于非参数检验。它与 t 检验、F 检验等适用条件不同，检验效率较低，因此，对于适合参数检验的资料，应该使用参数检验。

1. 配对设计资料　二分类变量，可用配对设计四格表 χ^2 检验；连续型变量，若来自正态总体，可用配对 t 检验；否则应用符号秩和检验。

2. 两组独立样本　二分类变量，可用成组设计四格表 χ^2 检验；无序多分类变量，应用行×列表 χ^2 检验；连续型变量，若来自正态总体，两组资料总体方差齐，可用成组设计两样本 t 检验，否则应用两样本秩和检验。

3. 多组独立样本　连续型变量值，来自正态总体且方差齐性，可用方差分析；若条件不满足，可进行数据变量变换使其满足正态性或方差齐性的条件后，采用方差分析。数据变换后仍不能满足条件时，可用多个样本比较的秩和检验。二分类变量或无序多分类变量，可用行×列表 χ^2 检验。有序多分类变量宜用秩和检验。

自测题

一、填空题

1. 非参数检验的适用条件为_____、_____、_____、_____。

2. 两样本比较的秩和检验，相同秩次较多时，应_____。

3. 适合用参数检验的资料，如应用秩和检验，会_____。

4. 多个样本比较编秩时，遇有不同组的相同数据，应取_____秩次，而同组的相同数据则按_____编秩。

二、选择题

1. 等级资料比较适用（　　）
   A. t 检验　　　　　　B. χ^2 检验
   C. 秩和检验　　　　　D. u 检验
   E. 方差分析

2. 两样本均数比较，资料分布为偏态，假设检验宜用（　　）
   A. t 检验　　　　　　B. χ^2 检验
   C. F 检验　　　　　　D. 秩和检验
   E. 方差分析

3. 多个样本均数比较的秩和检验，确定 P 值时，查 H 界值表的条件是（　　）
   A. 样本数 $k=3$，每组的例数≤5
   B. 样本数 $k=4$，每组的例数≤5
   C. 样本数 $k=3$，每组的例数≤6
   D. 样本数 $k=4$，每组的例数<5
   E. 样本数 $k=5$，每组的例数≤6

4. 配对比较的符号秩和检验，编秩时应注意（　　）
   A. 差值相同符号相同时应取平均秩次
   B. 差值相同符号不同时应取平均秩次
   C. 不同组的相同数据应取平均秩次
   D. 同组的相同数据应取平均秩次
   E. 同组的相同数据略去

5. 两个样本比较的秩和检验，编秩时应注意（　　）
   A. 差值相同符号相反时应取平均秩次
   B. 差值相同符号相同时应取平均秩次
   C. 不同组的相同数据应取平均秩次
   D. 同组的相同数据应取平均秩次
   E. 同组的相同数据略去

6. 10 名患者治疗前后情况的比较，若用配对比较的符号秩和检验，其正负秩次总和应为（　　）
   A. 55　　　　　　　　B. 100
   C. 110　　　　　　　D. 120
   E. 无法计算

三、简答题

1. 参数统计方法和非参数统计方法有何区别？各有何优缺点？

2. 为什么在不同对比组间出现相同数据要计算平均秩次，而同一组的相同数据不必计算平均秩次？

四、计算题

1. 下表资料是 8 名健康成年男子服用肠溶醋酸棉酚片前后的精液检查结果（万/ml），服用时间为 1 个月，问服药后精液中精子浓度有无下降？

编号	1	2	3	4	5	6	7	8
服药前	6000	22000	5900	4400	6000	6500	26000	5800
服药后	660	5600	3700	5000	6300	1200	1800	2200

2. 对 20 名有褥疮的成年人，每天进行一次全身擦洗护理，1 个月后，依褥疮变化程度从高到低给予分数+3，+2，+1，0，−1，−2，−3，结果见下表，问此擦洗护理对治疗褥疮是否有效？

变化对应的分数	人数
+3	5
+2	4
+1	3
0	4
−1	2
−2	1
−3	1

3. 某研究者运用应对能力测试问卷，研究提前出院产妇对于自己应对能力看法的影响，对 18 名分娩后的初产妇进行调查，其中 10 名为常规出院，8 名为分娩后 24 小时内出院，即提前出院组，结果见下表，问两组产妇对自己应对能力的

评价是否不同？

提前出院组	17	18	20	24	25	27	28	29		
常规出院组	13	14	16	17	18	20	21	22	22	26

4. 在研究人参镇静作用的实验中，曾有人以 5% 人参浸液对某批小白鼠 20 只作腹腔注射，而以等量蒸馏水对同批 12 只小白鼠作同样注射为对照，问能否说人参有显著的镇静作用？

镇静等级	人参组	对照组
一	4	11
±	1	0
+	2	1
++	1	0
+++	12	0

5. 某医师研究三种药物对蛔虫的杀灭作用，取 15 只小白鼠分为三组，每只鼠的腹腔内均注入

500 条蛔虫幼虫，在相同条件下用三种药物给予治疗，最后剖析鼠内残存活虫数，结果见下表。问三种药物杀虫效果是否相同？

药物	残存活虫数				
甲	198	279	303	334	388
乙	229	274	310	318	298
丙	111	210	285	125	228

6. 根据下表资料，试比较三个病区护理病历的质量有无差别？

质量级别	病区 1	病区 2	病区 3
优	6	5	7
良	8	9	10
中	5	3	2
差	1	1	0

第6章

分类变量资料的统计描述

分类变量资料又称计数资料或定性资料,是将观察单位按某种属性或类别分组计数所得的资料。分类变量资料整理后所得的数据,称为绝对数,如肝炎发病人数、恶性肿瘤死亡人数等。绝对数能直观反映一定条件下某种事物实际水平,是进行统计分析、制定卫生工作计划、总结医疗卫生工作及医学科学研究中资料分析的基础数据。但绝对数可比性差,在实际工作中仅用绝对数是不够的。在卫生事业中,分类变量资料常用相对数进行统计描述。掌握相对数的应用是医学统计工作的一项基本技能。

第1节 相 对 数

[例6-1] 某流感高发季节,甲校有5374人,患流感者170人,乙校有3112人,患流感156人,比较两校流感发病的情况。

在此,我们不能因为170人高于156人,而得出甲校流感发病率高的结论,因为两校的总人数是不同的。为此,通过进行相对数计算即可合理比较两校的发病情况。

甲校流感发病率:170/5374×1000‰=31.6‰

乙校流感发病率:156/3112×1000‰=50.1‰

结果显示,乙校流感的发病率较甲校高。在本例中,发病率就是相对数。相对数是指两个有关的绝对数之比。医学常用的相对数有率、构成比和相对比。

一、常用相对数

(一)率

率是指某现象实际发生数与可能发生某现象总数之比,用以说明某现象发生的频率或强度,又称频率指标。常用百分率、千分率、万分率或十万分率等表示。计算公式为

$$率 = \frac{某时期内实际发生某现象的观察单位数}{同时期可能发生某现象的观察单位总数} \times K \qquad (6.1)$$

式中:K 为比例基数,比例基数可以根据习惯用法或使计算结果保留一位或二位整数,以便阅读。例如,患病率常用百分率或千分率,婴儿死亡率常用千分率,死因别死亡率常用十万分率等。

[例6-2] 某地区2010年50岁以上的女性居民年中平均人口数为15 620人,乳腺癌死亡人数为21人,则该地区2010年50岁

护考链接

某些传染病如痢疾,一人一年内可发生多次,在计算发病率的时候以发生的次数进行计算,如某地区某年痢疾感染者130人,发生痢疾总计136人次,该地区同年平均人数为14080人。求该地区的痢疾发病率。

痢疾发病率=136/14080×10000‰=9.66‰

点评:率的计算关键要找准分子和分母。

以上的女性居民乳腺癌死亡率为 21/15620×100000/10 万＝134.44/10 万。

（二）构成比

构成比又称构成指标，表示某部分在全部分中所占比重。常用百分数表示。计算公式为

$$构成比＝\frac{某一组成部分的观察单位数}{同一事物各组成部分的观察单位总数}×100\%\qquad(6.2)$$

全体内各构成比的总和应为 100%。

[例 6-3]　某年某地区各种疟疾发病例数为：恶性疟 68 名，间日疟 12 名，三日疟 17 名。则三种疟疾分别占疟疾患者总数的比重为：

$$恶性疟：68/(68＋12＋17)×100\%＝70.1\%$$

$$间日疟：12/(68＋12＋17)×100\%＝12.4\%$$

$$三日疟：17/(68＋12＋17)＝17.5\%$$

各部分百分比之和为 100%，即 70.1%＋12.4%＋17.5%＝100%。

（三）相对比

相对比简称比，是两个有关指标之比，用以说明一个指标是另一个指标的几倍或几分之几。计算公式为

$$相对比＝\frac{甲指标}{乙指标}\qquad(6.3)$$

> **护考链接**
>
> 构成比有两个特点：①各构成部分之和必等于 100%。②各构成部分之间是相互影响的，呈现此消彼长的关系。
>
> **点评**：统计工作中要注意区别构成比与率。

习惯上，若甲指标大于乙指标，用倍数表示；反之，则用百分数表示。甲、乙两指标可以是绝对数、相对数或平均数。需要注意的是，两个指标的比值必须有意义，不能任意地求两个数值之比值。

[例 6-4]　某地自 2000 年至 2010 年间，肝癌发病数中男性 2209 人，女性 735 人，则男性为女性的 3.005 倍，即：

$$男/女＝2209/735＝3.005$$

也可写成：

$$男：女＝2209：735＝3.005：1$$

1. 对比指标　同类指标之比。

（1）时间比：例如，某地乙脑发病率 1995 年为 37.13/10 万，2005 年为 4.48/10 万，则对比指标为 37.13/4.48＝8.3（倍）。

（2）性别比：例如，1990 年第四次全国人口普查总人数中，男子为 584 949 922，女子为 548 732 579，性别比为男/女＝584 949 922/548 732 579＝1.066，习惯上性别比通常以女性人数作分母。

2. 关系指标　两个有关的非同类指标之比，如某医院医护人员数与病床数之比，居民与医生数之比。例如，某年某医院医护人员共 396 人，同年平均开放病床 635 张，病床与医护人员之比为 635/396＝1.6（张/人）即每个医护人员平均负责 1.6 张病床。

二、应用相对数的注意事项

（一）计算相对数特别是率时，观察单位数应足够多

如果观察单位数太少，计算的结果就会不稳定。如某医师用中药配方探讨对肺癌的治疗效果。治疗 2 例，2 例均治愈，计算的治愈率为 100%，而此后其他医师用此配方治疗许多肺

癌患者,无一人治愈。由此可见,观察单位数少,结果不稳定,缺乏代表性,不能反映事物的客观规律,甚至可能造成错觉。观察单位数少时最好用绝对数表示,如果必须用率表示,要同时列出率的可信区间。但是,在设计周密、实验对象精选、实验条件严格控制的动物实验如毒理实验中,虽然每组动物10只,也可以计算反应率。

(二)计算率时分母必须选择恰当

率的分母为可能发生该现象的单位总数。例如,调查某部队人员的蛔虫感染情况时,收集的资料有部队人数、被检查人数、阳性人数。计算蛔虫阳性率时,应以被检查人数为分母,不应以部队人数为分母。此例所说的恰当,是指分母中每一个体都有可能进入分子。此外,肯定不会发生该现象的绝对不能列为分母,如计算某地乙肝发病率的时候,已经接种疫苗的人群不应计入分母进行计算。

(三)统计分析时构成比和率不能混淆

分析时常见的错误是以构成比代替率来说明问题。构成比用以说明事物内部各部分所占的比重或分布,不能说明某现象发生的强度或频率大小。如表6-1中第(4)栏为龋患人数中各类口腔卫生人数的百分比,这是构成比,表示龋齿患者中口腔卫生的分布情况。从中可看到,龋患者中口腔卫生中等者最多。但这些构成比并不说明各类口腔卫生状况的人患龋齿的严重程度。要想了解各类口腔卫生状况的人群中患龋齿的严重程度,就要求出各类口腔卫生状况人群的龋齿率。从第(5)栏可看到,口腔卫生不好者龋患率最高(49.0%),中等者居第二位(26.7%),良好者的龋患率最低(11.1%)(已作过假设检验)。由此可见,构成比和率是两种性质不同的相对数,在实际应用中时,必须选择恰当。

表 6-1 某年某地龋患率

口腔卫生(1)	调查人数(2)	龋患人数(3)	百分比(%)(4)	龋患率(%)(5)
好	1456	161	21.3	11.1
中	1560	416	55.1	26.7
差	363	178	23.6	49.0
合计	3379	755	100	22.3

(四)观察单位数不等的几个率的合计率或平均率应正确计算

表 6-2 某年我国南北方吸烟率

地区	调查人数	吸烟人数	吸烟率(%)
南方	1450	976	67.3
北方	1860	1052	56.6
合计	3310	2028	61.3

求几个率的平均率应分别将分子和分母合计,再求出合计的率,即为平均率。如表6-2中,若求平均吸烟率,则分别将分子和分母合计,求合计吸烟率。南北地区25岁以上男性平均吸烟率＝(976＋1052)/(1450＋1860)×100％＝61.3％。

(五)相对数的相互比较应注意可比性

影响相对数的因素很多,除了研究因素之外,其余的因素应相同或相近,通常应注意以下三点。

(1)研究对象是否同质,研究方法、观察时间、种族、地区、客观环境和条件是否一致。

(2)其他影响因素在各组的内部构成是否相同。若比较两组的死亡率,要考虑两组的性别、年龄构成是否可比;若比较两组的治愈率,要考虑两组的年龄、性别、病情、病程的构成是否相同。若内部构成不同,可比较分性别、年龄的率或者对率进行标准化。

（3）同一地区不同时期资料的对比,应注意客观条件有无变化。如不同时期的发病率资料对比,应注意不同时期疾病登记报告制度完善程度、就诊率、诊断水平的变化。

（六）样本率或构成比的比较应做假设检验

由于样本率或构成比也有抽样误差,进行比较时须进行假设检验。

第2节　率的标准化法

在医学统计工作中,比较几个率时,应注意它们的内部构成是否有差异。当几个率的内部构成不同时,直接进行比较则容易导致错误的结论,必须进行统计处理后再进行比较。

[例6-5]　比较甲乙两厂石棉肺的发病率(表6-3)。

表6-3　某年甲乙两厂石棉工的石棉肺发病比较

年龄组	甲厂			乙厂		
	接触人数	发患者数	发病率(‰)	接触人数	发患者数	发病率(‰)
<45	400	4	10.0	800	10	12.5
≥45	600	18	30.0	200	10	50.0
合计	1000	22	22.0	1000	20	20.0

该表资料若按年龄分组比较,则甲厂的两组年龄别发病率均低于乙厂,但是总发病率却高于乙厂,原因是两厂接触粉尘作业工人年龄构成差异很大。

一、标准化法的意义

在医学卫生领域,类似例6-8的情况很多。如甲、乙两县人口的年龄构成不一致,会影响两县食管癌死亡率比较结果;又如两所医院轻、中、重患者所占比例不同,也会影响总治愈率的比较。

为解决因内部构成不同而导致分组率比较的结果与合计率比较结果的矛盾,可以选定一个共同的标准人口或标准人口构成,分别计算两组的标准化率,这种方法称为率的标准化法。经标准化校正后的率,称为标准化率,简称标化率,亦称为调整率。

二、标准化率的计算

率的标准化法有直接法和间接法。本书仅介绍直接法。

（一）直接法计算标化率需要的条件

1. 资料条件　已知实际人群的年龄别率,且各年龄别率无明显交叉。年龄别率的交叉是指低年龄别率甲人群高于乙人群,而高年龄别率则乙人群高于甲人群。

2. 选择标准人群　可选择标准人群的年龄别人口数或构成比。理论上用同一标准人群的年龄别人口数和用其构成比算得的标化率结果应相同,但由于运算中四舍五入的影响可能结果稍有出入。具体方法如下。

（1）可以选择具有代表性、内部构成相对稳定的较大人群作为构成标准。例如,用全国人口普查算得的人口构成为标准(包括年龄构成或年龄别死亡率等)。一般大面积的流行病学调查,常选用全国人口或全省(区)人口构成作为标准。

（2）可以将两组资料内部构成的各相应小组人数相加，成为两组共同标准。此法较为常用。

（3）可以任选要比较的两组资料中任何一组的内部构成，作为两组的共同标准。

（二）计算方法

1. 已知标准组年龄别人口数计算标化率

$$P' = \sum N_i p_i / N$$

2. 已知标准组年龄别人口构成比计算标化率

$$P' = \sum (N_i/N) p_i$$

式中：P' 为标准化率；N_i 为各年龄组标准人口数；p_i 为个年龄组石棉肺发病率；N 为标准人口数之和。

用标准化法比较案例 6-8，计算结果见表 6-4。

表 6-4 甲乙两厂石棉肺标准化发病率(‰)

年龄组/岁 (1)	标准人口数/N_i (2)	甲厂		乙厂	
		发病率/p_i(3)	预期发病数/$N_i p_i$ (4)=(2)×(3)	发病率/P_i(5)	预期发病数/$N_i p_i$ (6)=(2)×(5)
<45	1200	10.0	12	12.5	15
≥45	800	30.0	24	50.0	40
合计	2000(N)	18.0	36($\sum N_i p_i$)	27.5	55($\sum N_i p_i$)

可见，甲厂标化发病率为 36/2000×1000‰＝18.0‰，乙厂标化发病率为 55/2000×1000‰＝27.5‰。

通过上述直接法标化后，消除了两厂人口年龄构成差别的影响，得出甲厂石棉肺标化发病率比乙厂低，这就和原来的年龄别发病率的比较一致了。

[例 6-6] 比较甲乙两县食管癌死亡率（表 6-5）。

表 6-5 甲乙两县食管癌死亡率(1/10 万)比较

年龄/岁	甲县				乙县			
	人口数 (2)	人口构成比(3)	食管癌死亡数(4)	食管癌死亡率(5)	人口数 (6)	人口构成比(7)	食管癌死亡数(8)	食管癌死亡率(9)
0～	378977	0.6589	2	0.5	282762	0.6520	1	0.4
30～	63436	0.1103	11	17.3	39443	0.0909	4	10.1
40～	54910	0.0955	55	100.2	40488	0.0934	29	71.6
50～	41970	0.0730	151	359.8	33309	0.0768	99	297.2
60～	25060	0.0436	163	650.4	23167	0.0534	122	526.6
70～	10780	0.0187	70	649.4	14548	0.0335	98	673.6
合计	575133	1.0000	452	78.6	433717	1.0000	353	81.4

资料中，乙县食管癌粗死亡率（81.4/10 万）高于甲县（78.6/10 万），但从年龄别死亡率看，甲县多数都高于乙县。原因在于两县人口年龄构成不一致，应该进行标化后再比较。计算如表 6-6。

表6-6 应用标准人口构成比推算标准化食管癌死亡率(1/10 万)

年龄/岁 (1)	标准人口 构成比 (N_i/N)(2)	甲县		乙县	
		原食管癌死亡 率/p_i(3)	分配食管癌死亡 率/(N_i/N)p_i (4)=(2)×(3)	原食管癌死亡 率/p_i(5)	分配食管癌死亡 率/(N_i/N)p_i (6)=(2)×(5)
0～	0.6559	0.5	0.3	0.4	0.3
30～	0.1020	17.3	1.8	10.1	1.0
40～	0.0946	100.2	9.5	71.6	6.8
50～	0.0746	359.8	26.8	297.2	22.2
60～	0.0478	650.4	31.1	526.6	25.2
70～	0.0251	649.4	16.3	673.6	16.9
合计	1.0000	—	85.8	—	72.4

标化率可以纠正因两组资料的内部构成不同对结果的影响。然而,要了解这两个标化率之间的差别是否有统计学意义,还应考虑抽样误差问题和进行差别的统计学检验。

三、应用标准化法的注意事项

(1)标准化只能解决不同人群内部构成不同对其总率有影响的情况,标准化法不能解决所有可比性问题。

(2)标化率不能反映当时当地的实际水平,它只表示相互比较的几组资料间的相对水平。

(3)由于选择的共同标准不同,计算出来的标准化率会有所不同,但比较资料间的相对水平不变,即不论采用何种标准,高者总是高,低者总是低。标化率仅限于采用共同标准进行标化的组间比较。

(4)各年龄别率间若出现明显交叉,如低年龄别死亡率,甲人群高于乙人群,而高年龄别死亡率则乙人群高于甲人群,此时宜比较年龄别死亡率,而不用标准化法。

(5)两样本标准化率的比较应作假设检验。

小结

分类变量资料用相对数进行统计描述,医学常用的相对数有率、构成比和相对比。率是指某现象实际发生数与可能发生某现象总数之比,用以说明某现象发生的频率或强度;构成比表示某部分在全部分中所占比重,常用百分数表示;相对比是两个有关指标之比,用以说明一个指标是另一个指标的几倍或几分之几。

应用相对数应注意:①计算相对数特别是率时,观察单位数应足够多;②计算率时分母必须选择恰当;③统计分析时构成比和率不能混淆;④观察单位数不等的几个率的合计率或平均率应正确计算;⑤相对数的相互比较应注意可比性;⑥样本率或构成比的比较应做假设检验。

在进行统计分析时,为解决因内部构成不同而导致分组率比较的结果与合计率比较结果的矛盾,可以选定一个共同的标准人口或标准人口构成,计算两组的标准化率来进行比较。

自 测 题

一、名词解释

率　构成比　标准化率

二、选择题

1. 某医院某年住院患者中胃癌患者占 4%,则(　　)

    A. 4%是绝对数

    B. 4%是率

    C. 4%是构成比

    D. 4%是相对比

    E. 4%是标化率

2. 标准化后的总死率(　　)

    A. 它反映了相对水平

    B. 它反映了实际水平

C. 它不随标准的选择变化而变化

D. 和内部构成没有关系

E. 不能用于比较

三、简答题

1. 医院现有工作人员 900 人,其中男同志 760 人,女同志为 140 人,在一次流感中发病者有 108 人,其中男性患者 79 人,而女性患者 29 人。试计算:(1)男、女流感发病率?(2)该院总流感发病率?(3)男、女患者占总发患者数的百分比,是否可以说明男性较女性易患流感,为什么?

2. 简述使用相对数的注意事项。

第7章

分类变量资料的统计推断

统计资料的类型分为定量资料和分类资料,不同的统计资料类型需要用不同的统计分析方法。本书第 2 章到第 4 章我们介绍了定量资料的统计描述和统计推断,本章将介绍分类资料的常用统计分析方法。

第 1 节 率的抽样误差与 u 检验

一、率的标准误

用抽样的方法开展医学研究时,由于个体变异的存在,必然存在抽样误差。我们已经介绍过样本均数与总体均数之间存在抽样误差。同样,样本率与总体率之间或样本率与样本率之间亦存在着抽样误差。例如,为了了解某地中小学生乙型肝炎病毒感染情况,随机抽取 1500 名中小学生的血液标本进行检查,结果发现学生乙型肝炎病毒感染 143 人,乙型肝炎病毒感染率为 9.53%。这一感染率只是一个样本率(p),该地所有中小学生乙型肝炎病毒感染率是总体率(π),而样本率不一定恰好等于总体率。如果再抽取各为 1500 名学生的若干个样本,乙型肝炎病毒感染率也不尽相同。这种由于抽样所造成的样本率与总体率之间的差别或样本率与样本率之间的差别,称为率的抽样误差。如同用均数的标准误表示均数的抽样误差大小一样,可用率的标准误(standard error of rate)来表示率的抽样误差的大小。

率的标准误的计算公式为

$$\sigma_p = \sqrt{\frac{\pi(1-\pi)}{n}} \tag{7.1}$$

式中:σ_p 为率的标准误;π 为总体率;n 为样本含量。因为实际工作中很难知道总体率 π,故一般采用样本率 p 来代替,而上式就变为

$$s_p = \sqrt{\frac{p(1-p)}{n}} \tag{7.2}$$

[例 7-1] 某地随机抽取 1500 名中小学生的血液标本进行乙型肝炎病毒感染情况检查,得出感染率为 9.53%。求感染率的标准误。

本例,$n = 1500$,$p = 9.53\% = 0.0953$。

$$s_p = \sqrt{\frac{0.0953 \times (1 - 0.0953)}{1500}} = 0.0076 = 0.76\%$$

率的标准误是描述率的抽样误差大小的指标。率的标准误小,说明抽样误差小,表示样本率与总体率较接近,用样本率代表总体率的可靠性大;反之,率的标准误大,说明抽样误差大,表示样本率与总体率相差较大,用样本率代表总体率的可靠性小。若要进一步增强样本

率估计总体率的可靠性,可增大样本含量。

二、总体率的置信区间

由于样本率与总体率之间存在着抽样误差,所以根据样本率及标准误可以推算总体率所在的范围,即总体率的置信区间。根据样本含量 n 和样本率 p 的大小不同,可以分别采用下列两种方法推算总体率的置信区间。

(一)正态近似法

当样本含量 n 足够大($n > 50$),且样本率 p 和($1-p$)均不太小,如 np 或 $n(1-p)$ 均 $\geqslant 5$ 时,样本率的分布呈近似正态分布,则总体率的置信区间可由下列公式估计

$$总体率(\pi)的 95\% 置信区间:(p-1.96s_p , p+1.96s_p) \tag{7.3}$$
$$总体率(\pi)的 99\% 置信区间:(p-2.58s_p , p+2.58s_p) \tag{7.4}$$

例如,前述中小学生乙型肝炎病毒感染率的 95% 置信区间为:

$$(9.53\%-1.96\times0.76\% , 9.53\%+1.96\times0.76\%)=(8.04\% , 11.02\%)$$

该地中小学生乙型肝炎病毒感染率的 99% 置信区间为:

$$(9.53\%-2.58\times0.76\% , 9.53\%+2.58\times0.76\%)=(7.57\% , 11.49\%)$$

(二)查表法

当样本含量 n 较小时,如 $n \leqslant 50$,则需查百分率的置信区间表(附表 8),得到总体率的 95% 置信区间或 99% 置信区间。

[例 7-2] 某医院医生用某法矫治 30 名学生的近视眼,其中 6 人近期有效。试求该法近期有效率的 95% 置信区间和 99% 置信区间。

查附表 8,在 $n=30$ 和 $x=6$ 的相交处,得该法近期有效率的 95% 置信区间为(8%,39%);该法近期有效率的 99% 置信区间为(5%,44%)。

[例 7-3] 抽样调查 40 名学生的血液标本,乙型肝炎病毒表面抗体阳性 35 人。问该地学生乙型肝炎病毒表面抗体阳性的 99% 置信区间为多少?

附表 8 中,x 值只列出 $x \leqslant n/2$ 部分;当 $x > n/2$ 时,不能在表中直接查到,应以 $n-x$ 值查表,然后分别从 100% 中减去查得的数值,即为所求的置信区间。本例 $n=40$,$x=35$,在附表 8 中不能直接查到,这时可查 $n=40$,$x'=40-35=5$ 相交处,得乙型肝炎病毒表面抗体阴性 99% 置信区间为(3%,32%)。即该地学生乙型肝炎病毒表面抗体阳性 99% 置信区间为(68%,97%)。

三、率(构成比)的 u 检验

当样本含量较大,且样本率 p 和($1-p$)均不太小,如 $np \geqslant 5$ 和 $n(1-p) \geqslant 5$ 时,样本率的频数分布呈正态分布或近似于正态分布,故用正态分布的原理对两个率(构成比)的差异进行假设检验,即 u 检验。其假设检验的基本思想、步骤及方法与均数的 u 检验相仿。

(一)样本率与总体率的比较的 u 检验

样本率与总体率作比较的目的是推断样本率所代表的总体率 π 与某已知总体率 π_0 是否相等。样本率与总体率的比较的 u 检验的公式为

$$u=\frac{|p-\pi_0|}{\sigma_p}=\frac{|p-\pi_0|}{\sqrt{\pi_0(1-\pi_0)/n}} \tag{7.5}$$

式中:p 为样本率;π 为总体率(常为理论值或标准值);σ_p 为根据总体率计算的标准误;n

为样本含量。由于 u 服从正态分布,故可用表 7-1 作判断。

表 7-1　$|u|$ 值、P 值与统计结论

$|u|$ 值	P 值	统计结论
<1.96	>0.05	不拒绝 H_0,差异无统计学意义
≥ 1.96	≤ 0.05	拒绝 H_0,接受 H_1,差异有统计学意义
≥ 2.58	≤ 0.01	拒绝 H_0,接受 H_1,差异有显著统计学意义

[例 7-4]　根据以往经验,一般溃疡病患者中有 20% 发生胃出血症状。某医生观察 65 岁以上溃疡病人 300 例,其中 95 例发生胃出血症状。问 65 岁以上的患者出血情况与一般患者有无不同?

按惯例大量观察所得的率可当作总体率看待,本例一般溃疡病患者有 20% 发生胃出血可当作总体率 π_0,其检验步骤如下。

1. 建立检验假设,确定检验水准

$H_0:\pi=\pi_0$,即老年人胃溃疡出血率与一般溃疡病患者相同

$H_1:\pi\neq\pi_0$,即老年人胃溃疡出血率与一般溃疡病患者不同

$\alpha=0.05$

2. 选择检验方法,计算检验统计量 u 值

本例 $x=95,n=300,\pi_0=20\%=0.2$。

$p=\dfrac{95}{300}\times 100\%=31.7\%=0.317$,代入公式 5.5 得:

$$u=\frac{|p-\pi_0|}{\sigma_p}=\frac{|p-\pi_0|}{\sqrt{\pi_0(1-\pi_0)/n}}=\frac{|0.317-0.2|}{\sqrt{0.2(1-0.2)/300}}=5.07$$

3. 确定概率 P 值,作出推断结论

本例 $u=5.07>1.96$,故 $P<0.05$。按 $\alpha=0.05$ 水准,拒绝 H_0,接受 H_1,差异有统计学意义。故认为老年溃疡患者与一般溃疡病患者有所不同,老年溃疡患者容易发生胃出血。

（二）两样本率比较的 u 检验

两个样本率作比较的目的是推断两个样本各自代表的两总体率是否相等。当两个样本满足正态近似条件且样本含量较大时,可用 u 检验,其公式为

$$u=\frac{p_1-p_2}{s_{p_1-p_2}}=\frac{p_1-p_2}{\sqrt{p_c(1-p_c)\left(\dfrac{1}{n_1}+\dfrac{1}{n_2}\right)}} \tag{7.6}$$

式中:p_1、p_2 分别为两个样本率;n_1、n_2 分别为两样本的样本含量;$s_{p_1-p_2}$ 为两个样本率之差的标准误;p_c 为合并阳性率;$p_c=(x_1+x_2)/(n_1+n_2)$;x_1 和 x_2 分别为两个样本阳性例数。

[例 7-5]　某医生调查了 50 岁以上吸烟者 410 人中患慢性支气管炎者 86 人,不吸烟者 268 人中患慢性支气管炎者 26 人。问吸烟者与不吸烟者慢性支气管炎的患病率有无差别?

1. 建立检验假设,确定检验水准

$H_0:\pi_1=\pi_2$,即吸烟者与不吸烟者慢性支气管炎的患病率相同

$H_1:\pi_1\neq\pi_2$,即吸烟者与不吸烟者慢性支气管炎的患病率不同

$\alpha=0.05$

2. 选择检验方法,计算统计量 u 值

本例 $n_1=410,x_1=86,p_1=\dfrac{86}{410}=0.210$;$n_2=268,x_2=26,p_2=\dfrac{26}{268}=0.097$,

$$p_c = \frac{86+26}{410+268} = 0.165，代入公式 7-6 得：$$

$$u = \frac{p_1 - p_2}{s_{p_1-p_2}} = \frac{p_1 - p_2}{\sqrt{p_c(1-p_c)(\frac{1}{n_1} + \frac{1}{n_2})}}$$

$$= \frac{0.210 - 0.097}{\sqrt{0.165(1-0.165)(\frac{1}{410} + \frac{1}{268})}} = 3.80$$

3. 确定概率 P 值，作出推断结论

本例 $u = 3.80 > 1.96$，故 $P < 0.05$。按 $\alpha = 0.05$ 水准，拒绝 H_0，接受 H_1，差异有统计学意义。认为吸烟者与不吸烟者慢性支气管炎的患病率不同，吸烟者慢性支气管炎的患病率高于不吸烟者慢性支气管炎的患病率。

第 2 节 卡方（χ^2）检验

χ^2 检验(chi-square test)是应用范围较广的一种分类资料的显著性检验方法，可用于检验分类资料中两个或多个样本率或构成比之间有无显著性差别，也用于分类变量资料的相关性分析等。

一、χ^2 检验的基本思想与基本步骤

以两样本率比较的 χ^2 检验为例，介绍 χ^2 检验的基本思想与基本步骤。

表 7-2 完全随机设计两样本率比较的四格表

分组	属性		合计
	阳性	阴性	
1	$a(T_{11})$	$b(T_{12})$	n_1
2	$c(T_{21})$	$d(T_{22})$	n_2
合计	m_1	m_2	n

（一）χ^2 检验的基本思想

χ^2 检验的依据是 χ^2 分布，统计量为 χ^2 值，其基本公式为

$$\chi^2 = \sum \frac{(A-T)^2}{T} \tag{7.7}$$

$$v = (行数-1) \times (列数-1) \tag{7.8}$$

式中：A 为实际频数，如表中 7-2 中 a、b、c、d 为四格表中的基本数据；T 为理论频数，是根据检验假设推算出来的。χ^2 值反映了实际频数与理论频数的吻合程度，其中 $(A-T)^2/T$ 反映了某个格子实际频数与理论频数的吻合程度。若检验假设 H_0 成立，实际频数与理论频数的差值会小，则 χ^2 值也会小；反之，若检验假设 H_0 不成立，实际频数与理论频数的差值大，则 χ^2 值也会大。χ^2 值的大小还取决于 $(A-T)^2/T$ 个数的多少（严格地说是自由度 v 的大小）。由于各 $(A-T)^2/T$ 皆是正值，故自由度 v 愈大，χ^2 值也会愈大；所以只有考虑了自由度的影响，χ^2 值才能正确地反映实际频数 A 和理论频数 T 的吻合程度。χ^2 检验时，要根据自由度 v 查 χ^2 界值表（附表9）。当 $\chi^2 \geqslant \chi^2_{a,v}$ 时，$P \leqslant \alpha$，拒绝 H_0，接受 H_1；当 $\chi^2 < \chi^2_{a,v}$ 时，$P > \alpha$，拒绝 H_1，接受 H_0。

理论频数 T 的计算公式

$$T_{RC} = \frac{n_R n_C}{n} \tag{7.9}$$

式中：T_{RC} 为第 R 行（row）第 C 列（column）的理论频数；n_R 为相应行的合计数；n_c 为相应列的合计数，n 为总例数。

由公式(7.8)可见，χ^2 检验的自由度 v 取决于可以自由取值的格子数目，而不是样本含量 n。

四格表资料只有两行两列,$v=1$,即在周边合计数固定的情况下,4 个基本数据当中只有一个可以自由取值。因此,对于四格表资料,只要根据公式(7.9)计算出一个理论值 T_{RC} 后,其他 3 个理论值可用周边合计数减去相应的理论值 T 得出。

(二)χ^2 检验的基本步骤

1. 建立检验假设,确定检验水准

$H_0:\pi_1=\pi_2$,两总体率相等

$H_1:\pi_1\neq\pi_2$,两总体率不等

$\alpha=0.05$

2. 选择检验方法,计算检验统计量

(1)当总例数 $n\geqslant40$ 且所有格子的 $T\geqslant5$ 时:用 χ^2 检验的基本公式或四格表资料 χ^2 检验的专用公式。

基本公式:
$$\chi^2=\sum\frac{(A-T)^2}{T} \tag{7.10}$$

专用公式:
$$\chi^2=\frac{(ad-bc)^2n}{(a+b)(c+d)(a+c)(b+d)} \tag{7.11}$$

(2)当总例数 $n\geqslant40$ 且只有一个格子的 $1\leqslant T<5$ 时:用四格表资料 χ^2 检验的校正公式;或改用四格表资料的 Fisher 确切概率法。

基本公式校正:
$$\chi_c^2=\sum\frac{(|A-T|-0.5)^2}{T} \tag{7.12}$$

专用公式校正:
$$\chi_c^2=\frac{(|ad-bc|-\frac{n}{2})^2n}{(a+b)(c+d)(a+c)(b+d)} \tag{7.13}$$

(3)当 $n<40$,或 $T<1$ 时:用四格表资料的 Fisher 确切概率法。

3. 确定概率 P 值,作出推断结论　以 $v=1$ 查 χ^2 界值表(附表9),若 $P<0.05$,按 $\alpha=0.05$ 检验水准,拒绝 H_0,接受 H_1,可认为两总体率不同;若 $P>0.05$,按 $\alpha=0.05$ 检验水准不拒绝 H_0,不能可认为两总体率不同。

注意,最小理论频数 T_{RC} 的判断:R 行与 C 列中,行合计数中的最小值与列合计数中的最小值所对应格子的理论频数最小。

两样本率比较的资料,既可用 u 检验也可用 χ^2 检验来推断两总体率是否有差别,且在不校正的条件下两种检验方法是等价的,对同一份资料有 $u^2=\chi^2$。

二、四格表资料的 χ^2 检验

[例 7-6]　某医院欲观察某中药治疗原发性高血压的疗效,将 80 名高血压患者随机分为两组,试验组用该药加辅助治疗,对照组用安慰剂加辅助治疗,观察结果见表 7-3。问该中药治疗原发性高血压是否有效?

表 7-3　试验组和对照组治疗原发性高血压的疗效

组别	有效	无效	合计	有效率(%)
试验组	31(24.75)a	5(11.25)b	36($a+b$)	86.11
对照组	24(30.25)c	20(13.75)d	44($c+d$)	54.55
合计	55($a+c$)	25($b+d$)	80(n)	68.75

1. 建立检验假设,确定检验水准

$H_0:\pi_1=\pi_2$,即试验组与对照组治疗原发性高血压的有效率相等

$H_1:\pi_1\neq\pi_2$,即试验组与对照组治疗原发性高血压的有效率不等

$\alpha=0.05$

2. 选择检验方法,计算检验统计量

按公式(7.9) $T_{RC}=\dfrac{n_R \cdot n_C}{n}$ 计算理论频数 T_{RC}

$$T_{11}=36\times55/80=24.75,\ T_{12}=25\times36/80=11.25$$
$$T_{21}=55\times44/80=30.25,\ T_{22}=25\times44/80=13.75$$

按公式(7.7)计算 χ^2 值

$$\chi^2=\sum\frac{(A-T)^2}{T}$$
$$=\frac{(31-24.75)^2}{24.75}+\frac{(5-11.25)^2}{11.25}+\frac{(24-30.25)^2}{30.25}+\frac{(20-13.75)^2}{13.75}$$
$$=9.182$$

也可以按公式(7.10)

$$\chi^2=\frac{(ad-bc)^2 n}{(a+b)(c+d)(a+c)(b+d)}$$
$$=\frac{(31\times20-24\times5)^2\times80}{36\times44\times55\times25}$$
$$=9.182$$

按公式(7.8)计算 v,$v=(2-1)\times(2-1)=1$。

3. 确定概率 P 值,作出推断结论

以 $v=1$ 查附表 χ^2 界值表得 $\chi^2_{0.05(1)}=3.84$。$\chi^2=9.182>\chi^2_{0.05(1)}$,所以 $P<0.05$。按 $\alpha=0.05$ 检验水准拒绝 H_0,接受 H_1,可以认为试验组与对照组治疗原发性高血压的有效率不等,即认为该中药治疗原发性高血压有效。

通过实例计算可以得知:若各理论频数与相应实际频数相差越小,χ^2 值越小;如两者相同,则 χ^2 值必为零,而 χ^2 永远为正值。又因为每一对理论数和实际数都加入 χ^2 值中,分组越多,即格子数越多,χ^2 值也会越大,因而每考虑 χ^2 值大小的意义时同时要考虑到格子数。当自由度大时,χ^2 的界值也相应增大。

[例7-7] 表7-4 为两种疗法对小儿麻疹治愈率比较,问有无差别?

表 7-4　两种疗法对小儿麻疹治愈率比较

疗法	痊愈人数	未愈人数	合计	治愈率(%)
甲法	25(26.62)	8(3.38)	33	75.76
乙法	38(36.38)	3(4.62)	41	92.68
合计	63	11	74	85.14

1. 建立假设,确定检验水准

$H_0:\pi_1=\pi_2$,即两种疗法治疗小儿麻疹的治愈率相等

$H_1:\pi_1\neq\pi_2$,即两种疗法治疗小儿麻疹的治愈率不等

$\alpha=0.05$

2. 选择检验方法,计算统计量 χ^2 值

由于该例 $n = 71 \geqslant 40$ 且有两个格子的 $1 \leqslant T < 5$,因此把表中数据代入校正公式(7.12)得:

$$\chi_c^2 = \frac{(\mid ad - bc \mid - \frac{n}{2})^2 n}{(a+b)(c+d)(a+c)(b+d)}$$

$$= \frac{(\mid 25 \times 3 - 8 \times 38 \mid - \frac{74}{2})^2 \times 74}{33 \times 41 \times 63 \times 11}$$

$$= 2.91$$

3. 确定概率 P 值,作出推断结论

当 $v = 1, a = 0.05$ 时,查表得 $\chi_{0.05(1)}^2 = 3.84$。$\chi^2 = 2.91 < \chi_{0.05(1)}^2$,所以 $P > 0.05$,不拒绝 H_0,两种疗法治愈率差别无显著性。

如果不用校正公式,而用基本公式,则 $\chi^2 = 4.14 > \chi_{0.05(1)}^2$,$P < 0.05$,显示两疗法治愈率有显著性意义的假阳性结论,为此一定要按条件,正确选择公式计算。

三、配对四格表资料的 χ^2 检验

分类资料配对设计的两组频数分布的 χ^2 检验常用于两种检验方法、培养方法、诊断方法的比较,其特点是对样本中各观察单位分别用两种方法处理,然后观察两种处理方法的某两分类变量的计数结果。观察结果有四种情况,可整理成表 7-5 的形式:①A、B 两种检测方法均为阳性数(a);②A 法为阳性,B 法为阴性数(b);③A 法为阴性,B 法为阳性数(c);④A、B 两种检测方法均为阴性数(d)。其中 a、d 为两法观察结果一致的两种情况,b、c 为两法观察结果不一致的两种情况。当两种处理方法无统计学意义时,对总体有 $B = C$,即 $\pi_1 = \pi_2$;当两种处理方法有统计学意义时,对总体有 $B \neq C$,即 $\pi_1 \neq \pi_2$。由于在抽样研究中,抽样误差是不可避免的,样本中的 b 和 c 往往不相等。为此,需进行假设检验,其检验统计量为

$$\chi^2 = \frac{(b-c)^2}{b+c}, v = 1 \tag{7.14}$$

若 $b + c < 40$,需对公式(7-42)校正,校正公式为

$$\chi^2 = \frac{(\mid b - c \mid - 1)^2}{b+c}, v = 1 \tag{7.15}$$

[例 7-8] 现有 28 份咽拭子标本,把每份标本依相同的条件下分别接种在甲、乙两种白喉杆菌培养基上,经过一段时间培养,观察白喉杆菌的生长情况。观察结果整理如表 7-6。问白喉杆菌在两种培养基上的生长情况是否相同?

表 7-5 两种方法处理结果比较的一般形式

A 法	B 法		合计
	阳性	阴性	
阳性	a	b	n_1
阴性	c	d	n_2
合计	m_1	m_2	n

1. 建立检验假设,确定检验水准

$H_0: B = C$,即白喉杆菌在两种培养基上的生长情况相同

$H_1: B \neq C$,即白喉杆菌在两种培养基上的生长情况不同

$\alpha = 0.05$

2. 选择检验方法,计算统计量 χ^2 值

本例 $b + c < 40$,用校正公式计算为:

表 7-6 白喉杆菌在甲、乙两种培养基上的生长情况

甲培养基	乙培养基		合计
	阳性	阴性	
阳性	11	9	20
阴性	1	7	8
合计	12	16	28

$$\chi^2 = \frac{(|b-c|-1)^2}{b+c}$$
$$= \frac{(|9-1|-1)^2}{9+1} = 4.90$$

3. 确定概率 P 值,作出推断结论

本例 $v = (行数-1) \times (列数-1) = (2-1) \times (2-1) = 1$,查界值表得 $\chi^2_{0.05(1)} = 3.84$,$\chi^2 = 4.90 > \chi^2_{0.05(1)} = 3.84$,所以 $P < 0.05$。按 $\alpha = 0.05$ 的检验水准,拒绝 H_0,接受 H_1,即在甲、乙两种培养基上白喉杆菌生长的阳性率有差异,可以认为甲培养基阳性率较高。

四、行×列表资料的 χ^2 检验

行×列表资料的 χ^2 检验,用于多个样本率的比较、两个或多个构成比的比较以及双向无序分类资料的关联性检验。其基本数据有以下三种情况:①多个样本率比较时,有 R 行 2 列,称为 $R \times 2$ 表;②两个样本的构成比比较时,有 2 行 C 列,称 $2 \times C$ 表;③多个样本的构成比比较,有 R 行 C 列,称 $R \times C$ 表。以上三种情况统称行×列表资料。

行×列表资料的 χ^2 检验仍可用 Pearson χ^2 公式,即公式(7.7)计算检验统计量 χ^2 值。因该式需先计算理论频数 T_{RC},计算较烦琐,可将计算理论频数的公式(7.9)代入公式(7.7),化简后得行×列表资料 χ^2 检验的专用公式

$$\chi^2 = n\left(\sum \frac{A^2}{n_R n_C} - 1\right), \quad v = (行数-1) \times (列数-1) \tag{7.16}$$

式中:n 为总例数;A 为每个格子的实际频数;n_R 为与 A 同行的合计数;n_c 为与 A 同列的合计数。

(一)多个样本率间行×列表 χ^2 检验

[例 7-9] 某省观察三个地区花生污染黄曲霉素 B_1(AFB$_1$)的情况如表 7-7。问三个地区花生的黄曲霉毒素 B_1 污染率有无差别?

1. 建立检验假设,确定检验水准

$H_0: \pi_1 = \pi_2 = \pi_3$,该省三个地区花生污染 AFB$_1$ 的污染率相等

$H_1: \pi_1, \pi_2, \pi_3$ 之间不相等或不全相等,该省三个地区花生污染 AFB$_1$ 的污染率不相等或不全相等

$\alpha = 0.05$

2. 选择检验方法,计算统计量 χ^2 值

表 7-7 某省三个地区花生 AFB$_1$ 污染率比较

地区	检验的样品数		合计	污染率(%)
	未污染	污染		
甲	6(15.19)	23(13.81)	29	79.3
乙	30(23.05)	14(20.95)	44	31.8
丙	8(5.76)	3(5.24)	11	27.3
合计	44	40	84	47.6

本题为 3×2 列联表,属于三个率的比较,把数据代入公式得

$$\chi^2 = 84\left(\frac{6^2}{29 \times 44} + \frac{23^2}{29 \times 40} + \frac{30^2}{44 \times 44} + \frac{14^2}{40 \times 44} + \frac{8^2}{11 \times 44} + \frac{3^2}{11 \times 40} - 1\right)$$
$$= 17.907$$

3. 确定概率 P 值,作出推断结论

按 $v = (R-1) \times (C-1) = (3-1) \times (2-1) = 2$,查界值表得 $\chi^2_{0.05(2)} = 5.99$。现 $\chi^2 = 17.907 > \chi^2_{0.05(2)}$,$P < 0.05$。按 $\alpha = 0.05$ 的水准,拒绝 H_0 而接受 H_1,即三个地区花生污染 AFB$_1$ 的程

度不相等或不全相等,故可以认为三个地区花生的 AFB_1 的污染率不相等或不全相等。AFB_1 污染率与地区有关联,污染率间有地区差异。

（二）构成比的行×列表 χ² 检验

[例 7-10]　某医院研究急性白血病与慢性白血病患者的血型构成情况,资料如表 7-8,问两组血型构成间差异有无显著性意义?

表 7-8　某院急性白血病与慢性白血病患者血型构成情况

组别	血型				合计
	A 型	B 型	O 型	AB 型	
急性组	58	49	59	18	184
慢性组	43	27	33	8	111
合计	101	76	92	26	295

1. 建立检验假设,确定检验水准

H_0:急性白血病与慢性白血病患者血型构成相同

H_1:急性白血病与慢性白血病患者血型构成不相同

$\alpha = 0.05$

2. 选择检验方法,计算统计量 χ² 值

$$\chi^2 = 295 \left(\frac{58^2}{184 \times 101} + \frac{49^2}{184 \times 76} + \frac{59^2}{184 \times 92} + \frac{18^2}{184 \times 26} + \frac{43^2}{111 \times 101} + \frac{27^2}{111 \times 76} + \frac{33^2}{111 \times 92} + \frac{8^2}{111 \times 26} - 1 \right)$$

$$= 1.84$$

3. 确定概率 P 值,作出推断结论

按 $v = (R-1) \times (C-1) = (2-1) \times (4-1) = 3$,$\chi^2_{0.05(3)} = 7.81$。$\chi^2 = 1.84 < \chi^2_{0.05(3)}$,$P > 0.05$。按 $\alpha = 0.05$ 的水准接受 H_0,拒绝 H_1,尚不能认为急性白血病与慢性白血病患者血型构成差异有显著性意义。

（三）行×列表资料 χ² 检验的注意事项

(1) 一般认为,行×列表中各格的理论频数不应小于 1,并且 $1 \leq T < 5$ 的格子数不宜超过格子总数的 1/5。若出现上述情况,可通过以下方法解决:①最好是增加样本含量,使理论频数增大;②根据专业知识,考虑删去理论频数太小的行或列;③将太小理论数所在行或列与性质相近的邻行或邻列中的实际数合并,使重新计算的理论数增大;④行×列表的 Fisher 确切概率法。

由于②和③两种方法可能会损失信息或损害样本的随机性,不同的合并方式有可能影响推断结论,故不宜作常规方法;应慎用,必要时应增加样本含量,继续累积数据。另外,不能把不同性质的实际数合并,如研究血型与疾病关系时,不能把不同血型组资料合并;研究职业与疾病关系时,一般也不能将不同职业数据合并。如表 7-9 共有 22 个格子,其中有 8 个格子的理论频数小于 5,理论数小于 5 的格子数已超过 1/5,可将"20～"与"25～"合并,"30～"与"35～"合并,"40～"与"45～"合并(表 7-10),再进行 χ² 值计算,此时 16 个格子中,没有一个格子的理论数小于 5。

表 7-9　某地不同年龄人群地方性甲状腺肿
患病情况

年龄组	检查人数	患病人数	未患病人数
0～	25	4(15.03)	21(9.97)
5～	39	26(23.44)	13(15.56)
10～	35	29(21.04)	6(13.96)
15～	24	14(14.43)	10(9.57)
20～	7	5(4.21)△	2(2.79)△
25～	9	5(5.41)	4(3.59)△
30～	10	6(6.01)	4(3.99)△
35～	11	6(6.61)	5(4.39)△
40～	4	1(2.40)△	3(1.60)△
45～	9	6(5.41)	3(3.59)△
50～	15	11(9.02)	4(5.98)
合计	188	113	75

△代表理论数小于5的人数

表 7-11　某地不同年龄人群地方性甲状腺肿
患病情况

职业	检查人数	HBsAg 阳性人数	阳性率(%)
工人	2150	101	4.70
农民	980	17	1.74
学生	810	28	3.46
其他	910	30	3.30
合计	4850	176	3.63

表 7-10　某地不同年龄人群地方性甲状腺肿
患病情况

年龄组	检查人数	患病人数	未患病人数
0～	25	4(15.03)	21(9.97)
5～	39	26(23.44)	13(15.56)
10～	35	29(21.04)	6(13.96)
15～	24	14(14.43)	10(9.57)
20～	16	10(9.62)	6(6.38)
30～	21	12(12.62)	9(8.38)
40～	13	7(7.81)	6(5.19)
50～	15	11(9.02)	4(5.98)
合计	188	113	75

（2）多个样本率比较,若所得统计推断为拒绝 H_0,接受 H_1 时,只能认为各总体率之间的总来说有差别,但不能说明任两个总体率之间皆有差别。要进一步推断哪两个总体率之间有差别,则需进一步做多个样本率的多重比较。如表 7-11 中的资料,$\chi^2 = 17.15$,$v=3$,$P<0.05$,可以认为不同职业人群乙型肝炎表面抗原阳性率不同,但不能认为其中任何两组阳性率差别都有显著性意义。

（3）在实际应用中,对于行×列表资料要根据其研究的目的和分类类型选用恰当的检验方法。行×列表资料的 χ^2 检验与分类变量的顺序无关,对于有序的行×列表资料不宜使用 χ^2 检验方法,一般宜使用秩和检验方法。

[例 7-11]　某医院将 162 例胃溃疡患者随机分为两组:一组 82 人用新研制的中西药合剂治疗,有效 72 人;另一组 80 人采用传统西药治疗,有效 56 人。问两种药物的疗效有无差别?

思考:①可以用几种方法进行假设检验?②统计量之间有何关系?

分析:因本例属于两个独立样本率的比较,可以用两个样本率比较的 u 检验和四格表 χ^2 检验两种假设检验的方法进行检验。本例计算得 $\chi^2 = 7.74, u = 2.78$。两者的关系是对于同一份资料,$\chi^2 = u^2$,检验结果相同。

小结

　　由于个体变异的存在,样本率与总体率之间或样本率与样本率之间存在着抽样误差,率的标准误是描述率的抽样误差大小的指标。率的标准误小,说明抽样误差小,表示样本率与总体率较接近,用样本率代表总体率的可靠性大;反之,率的标准误大,说明抽样误差大,表示样本率与总体率相差较大,用样本率代表总体率的可靠性小。根据样本率与标准误,可以估计总体率的置信区间。

小结

当样本含量较大时,样本率的频数分布近似于正态分布,可用 u 检验进行样本率与总体率比较或两个样本率比较的假设检验。卡方检验是应用范围较广的一种分类资料的显著性检验方法,可用于检验分类资料中两个或多个样本率或构成比之间有无显著性差别。但在应用时要注意根据不同的资料的不同适用条件,选用不同的卡方检验公式。

自测题

一、选择题

1. 影响总体率估计的抽样误差大小的因素是( )
   A. 总体率估计的容许误差
   B. 样本率估计的容许误差
   C. 检验水准和样本含量
   D. 样本率和样本含量
   E. 总体率和样本含量

2. 研究某种新药的降压效果,对 100 人进行试验,其显效率的 95% 的置信区间为 $0.862 \sim 0.926$,表示( )
   A. 样本显效率在 $0.862 \sim 0.926$ 之间的概率是 95%
   B. 有 95% 的把握说总体显效率在此范围内波动
   C. 有 95% 的患者显效率在此范围
   D. 样本率估计的抽样误差有 95% 的可能性在此范围
   E. 该区间包括总体显效率的可能性为 95%

3. χ^2 检验基本公式中的"T"表示( )
   A. 理论频数　　　B. 实际频数
   C. 样本数　　　　D. 百分数
   E. 总例数

4. 当四格表的周边合计数不变时,如果某格的实际频数有变化,则其理论频数( )
   A. 同实际频数一样变化
   B. 不确定
   C. 不变
   D. 同实际频数一样变化相反
   E. 与自由度有关

5. χ^2 检验中的理论频数是根据( )得来的
   A. 格子数推出
   B. 合并的率计算后
   C. 自由度计算
   D. 实际频数与理论频数计算

E. 理论家推出

6. 对于总合计数 n 为 500 的 5 个样本率的资料做 χ^2 检验,其自由度为( )
   A. 499　　　　　B. 495
   C. 1　　　　　　D. 4
   E. 496

7. 6 个样本率作比较,$\chi^2 > \chi^2_{0.01(5)}$,则在 $\alpha = 0.05$ 检验水准下,可认为( )
   A. 各个总体率完全相等
   B. 各个总体率均不等
   C. 各个样本率不全等
   D. 各个样本率均不等
   E. 至少有两个总体率不相同

8. 某医院一医师用 A 药治疗某种疾病 15 人,结果治愈 12 人,同时用 B 药治疗该病 16 人,结果治愈 2 人,在比较两药的疗效时,应选的方法是( )
   A. 四格表基本公式作 χ^2 检验
   B. 四格表校正公式作 χ^2 检验
   C. 直接概率法
   D. F 检验
   E. U 检验

9. 利用 χ^2 检验公式不适合解决的实际问题是( )
   A. 比较两种药物的有效率
   B. 检验某种疾病与职业的关系
   C. 两组有序试验结果的药物疗效
   D. 比较不同地区人群 ABO 血型分类构成比是否不同
   E. 两组病情"轻、中、重"的构成比例

10. 从甲、乙两文中,查到同类研究的两个率比较的四格表资料,其 χ^2 检验,甲文 $\chi^2 > \chi^2_{0.01(1)}$,乙文中 $\chi^2 > \chi^2_{0.05(1)}$,可以认为( )
    A. 两文结果有矛盾
    B. 两文结果基本一致
    C. 甲文结果更为可靠

D. 甲文说明总体的差别较大

E. 乙文说明样本的差别较大

二、简答题

1. χ^2 检验的用途有哪些？对资料的设计类型和应用条件有何不同要求？

2. 四格表资料在什么情况下需要进行连续性校正？

3. 行×列表资料进行 χ^2 检验的注意事项有哪些？

4. 配对资料四格表和一般资料四格表如何区别？分析方法有何异同？

5. 四格表的 χ^2 检验和 u 检验有何联系与区别？

三、计算题

1. 已知我国成人乙肝病毒表面抗原平均阳性率为 10%，现随机抽查某地区 200 位成人的血清，其中 25 人为阳性。该地区成人乙肝表面抗原阳性率是否高于全国平均水平？

2. 用噬菌体治疗小儿细菌性痢疾，检测结果见下表，问两组阴转率有无显著差异？

组别	观察人数	粪见检阴性人数	阴转率(%)
试验组	29	25	86.2
对照组	28	17	60.7
合 计	57	42	73.7

3. 121 名前列腺癌患者中，82 名接受电切术治疗，术后有合并症者 11 人；39 名接受开放手术治疗，术后有合并症 1 人。试分析两种手术的合并症发生率有无差异？

4. 用两种方法检查已确诊的乳腺癌患者 120 名。甲法的检出率为 60%，乙法的检出率为 50%，甲乙两法一致的检出率为 35%。问两种方法何者为优？

5. 某单位在冠心病普查中研究冠心病与眼底动脉硬化的关系，资料整理如下。问两者是否存在一定的关系？

眼底动脉硬化级别	冠心病诊断结果			合计
	正常	可疑	冠心病	
0	340	11	6	357
I	73	13	6	92
II	100	20	19	139
合计	513	44	31	588

第8章

直线相关与回归

医学研究中常要同时观察两个或两个以上变量,如年龄与血压、胸围与肺活量、药物剂量与疗效、患者体温与脉搏、子女身高与父母身高的关系等,它们之间均有一定的联系,要分析变量间的关系可采用相关与回归的统计分析法。

[**例 8-1**] 8 名正常儿童尿肌酐含量(mmol/24h)数据如表 8-1,试分析正常儿童的年龄与尿肌酐含量之间的关系。

表 8-1　8 名正常儿童尿肌酐含量(mmol/24h)

编号	1	2	3	4	5	6	7	8
年龄(岁)	13	11	9	6	8	10	12	7
尿肌酐含量(mmol/24h)	3.54	3.01	3.09	2.48	2.56	3.36	3.18	2.65

第 1 节　直 线 相 关

一、直线相关的概念

若两个随机变量中,其中一个变量由小到大(或由大到小)变化时,另一个变量亦相应地由小到大(或由大到小)变化,并且其相应变化的散点图在直角坐标系中呈直线趋势,则称这两个随机变量存在直线相关(linear correlation)关系。

推断两个随机变量是否存在直线相关关系以及描述这种相关关系的密切程度及相关方向的分析方法就是直线相关分析(linear correlation analysis),又称简单相关分析(simple correlation analysis)。该分析方法的前提条件是两变量均符合正态分布。

二、相关系数的意义与计算

两变量间的直线相关性质可用散点图(scatter diagram)直观表现。若两变量分别为 x 和 y,以 x 为横坐标,y 为纵坐标,分别描出每对变量值(x,y)的交叉点,最后得到反映 x 与 y 相互关系的散点图。从散点图上可以粗略地看出两变量是否呈直线相关,以及相关的程度和方向(图 8-1)。

(一)相关系数的意义

两变量间的直线相关关系用相关系数(correlation coefficient)描述。以 r 表示样本相关系数,ρ 表示其总体相关系数。

相关系数 r 无单位,取值范围为$[-1,1]$。r 的绝对值大小反映两变量间的密切程度。绝对值越接近 1,说明两变量间的关联程度越大。r 的正负号反映两变量的关联方向,可分为以下几种情况。

（1）$r > 0$，为正相关（positive correlation）　如图 8-1a，表示两变量值的变化方向是一致的，y 随 x 的增加而增加；当各点的分布如图 8-1e 呈现直线型时，则 y 与 x 为完全正相关，$r = 1$。

（2）$r < 0$，为负相关（negative correlation）　如图 8-1b，表示两变量呈反向变化，y 随 x 的增加而减少；当各点的分布如图 8-1f 呈现直线型时，则 y 与 x 为完全负相关，$r = -1$。

（3）$r = 0$，为零相关或无相关（zero correlation）如图 8-1c、d、g、h，无论 x 增加还是减少，y 不受其影响。

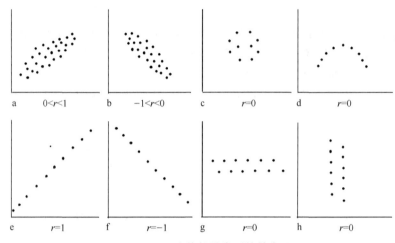

图 8-1　不同直线相关类型的散点图

（二）相关系数的计算

r 的计算公式为

$$r = \frac{\sum (x - \overline{x})(y - \overline{y})}{\sqrt{\sum (x - \overline{x})^2 \cdot \sum (y - \overline{y})^2}} = \frac{l_{xy}}{\sqrt{l_{xx} \cdot l_{yy}}} \tag{8.1}$$

其中

$$l_{xx} = \sum (x - \overline{x})^2 = \sum x^2 - \frac{(\sum x)^2}{n} \tag{8.2}$$

$$l_{yy} = \sum (y - \overline{y})^2 = \sum y^2 - \frac{(\sum y)^2}{n} \tag{8.3}$$

$$l_{xy} = \sum (x - \overline{x})(y - \overline{y}) = \sum (xy) - \frac{(\sum x)(\sum y)}{n} \tag{8.4}$$

式中：l_{xy} 为 y 与 x 的离均差积和，l_{xx} 为 x 的离均差平方和，l_{yy} 为 y 的离均差平方和。

以例 8-1 资料，作相关分析之前先绘制出散点图。在普通坐标系上以年龄为 x 轴，尿肌酐含量为 y 轴，根据 8 名正常儿童的数据绘图（图 8-2）。由图 8-2 可以看出，年龄越大，尿肌酐含量则越高。这些散点基本呈现正相关的直线趋势，可以进一步进行相关系数的计算。

根据表 8-2 计算结果，$\sum x = 76$，$\sum y = 23.87$，$\sum x^2 = 764$，$\sum y^2 = 72.2683$，$\sum xy = 232.61$　分别代入公式（8-2）、（8-3）和（8-4）得：

$$l_{xx} = 764 - (76)^2 / 8 = 42$$

$$l_{yy} = 72.2683 - (23.87)^2 / 8 = 52803 = 1.0462$$

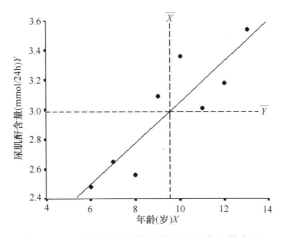

图 8-2　8 名儿童的年龄与其尿肌酐含量散点图

$$l_{xy} = 232.61 - (76) \times (23.87)/8 = 5.845$$

将以上结果代入公式(8-1)，即可得到年龄(x)与尿肌酐(y)的相关系数 r。

$$r = \frac{5.845}{\sqrt{42 \times 1.0462}} = 0.8818$$

计算结果，r 为正值，表示年龄与尿肌酐含量之间呈现正相关。

表 8-2　8 名正常儿童年龄与尿肌酐含量(mmol/24h)的关系

编号	年龄(岁)	尿肌酐含量(mmol/24h)	x^2	y^2	xy
1	13	3.54	169	12.5316	46.02
2	11	3.01	121	9.0601	33.11
3	9	3.09	81	9.5481	27.81
4	6	2.48	36	6.1504	14.88
5	8	2.56	64	6.5536	20.48
6	10	3.36	100	11.2896	33.6
7	12	3.18	144	10.1124	38.16
8	7	2.65	49	7.0225	18.55

　　由于 r 是样本统计量，对于正常儿童总体的年龄与尿肌酐含量之间的相关关系，尚需进行进一步的假设检验。

（三）相关系数的假设检验

　　上面所得相关系数是样本相关系数，是总体相关系数 ρ 的估计值。与其他统计量一样，根据样本资料计算出来的相关系数同样存在抽样误差。因此，对于实际工作中得到一个非零的 r 时，不能据此认为两个变量间存在相关关系，仍需根据 r 作总体相关系数 ρ 是否为 0 的假设检验后，再作出判断。

　　相关系数的假设检验常用的方法有两种，即查表法和 t 检验。

　　就上例所得的 r 值，检验正常儿童年龄与尿肌酐含量之间是否存在相关关系。

　　1. 查表法　根据自由度 v 直接查相关系数 r 界值表(附表 10)得 P 值，作出判断。

(1) 建立检验假设

$H_0: \rho = 0$，即年龄与尿肌酐含量之间不存在直线相关关系

$H_1: \rho \neq 0$，即年龄与尿肌酐含量之间存在直线相关关系

$\alpha = 0.05$

(2) 计算统计量

$n = 8, r = 0.8818, v = 8 - 2 = 6$

(3) 查 r 界值表，得统计结论

查 r 界值表，得 $r_{0.005(6)} = 0.870 < 0.8818$，故 $P < 0.005$，按 $\alpha = 0.05$ 水准拒绝 H_0 接受 H_1，可以认为正常儿童年龄与尿肌酐含量之间存在正相关关系。

2. t 检验法

(1) 建立同样的检验假设

(2) 计算统计量

检验统计量 t_r 的计算公式为

$$t_r = \frac{r - 0}{s_r} = \frac{r}{\sqrt{\dfrac{1 - r^2}{n - 2}}} = r \cdot \sqrt{\frac{n - 2}{1 - r^2}} \tag{8.5}$$

将 $n = 8, r = 0.8818, v = 6$ 代入上式，求得

$t_r = 4.58$

(3) 查界值表，得统计结论

查 t 界值表，得 $t_{0.005(6)} = 4.317 < 4.58$，故 $P < 0.005$。

结果与查 r 界值表一致。

（四）总体相关系数 ρ 的区间估计

由于 $\rho \neq 0$ 的样本相关系数 r 呈偏态分布，要计算 ρ 的 $(1 - \alpha)$ 可信区间，需先对相关系数 r 作 u 变换，具体步骤如下。

1. 对 r 作如下 u 变换

$$u = \tanh^{-1} r \quad \text{或} \quad u = \frac{1}{2} \ln \frac{(1 + r)}{(1 - r)} \tag{8.6}$$

式中：tanh 为双曲正切函数，$\tanh^{-1}$ 为反双曲正切函数。

2. u 的分布符合近似正态分布，按正态近似原理 u 的 $1 - \alpha$ 可信区间为

$$\left(u - \frac{u_{\alpha/2}}{\sqrt{n - 3}}, u + \frac{u_{\alpha/2}}{\sqrt{n - 3}} \right) \tag{8.7}$$

3. 对上一步计算出的 u 的上下限作反变换，得到 r 的 $1 - \alpha$ 可信区间

$$r = \tanh(u) \quad \text{或} \quad r = \frac{e^{2z} - 1}{e^{2z} + 1} \tag{8.8}$$

就例 8-1 所得的 r 值，求总体相关系数 ρ 的 95% 可信区间。

按公式(8.6) $u = \tanh^{-1} 0.8818 = 1.3838$

按公式(8.7) u 的 95% 可信区间为

$(1.3838 - 1.96/\sqrt{8 - 3}, 1.3838 + 1.96/\sqrt{8 - 3}) = (0.5073, 3.2749)$

按公式(8.8)将 u 作反变换，得到年龄与尿肌酐含量之间的总体相关系数 ρ 的 95% 可信区间为 $(0.4678, 0.9971)$。

三、应用直线相关分析时的注意事项

（1）两个有联系的变量并非都属于线性联系,通常可先利用样本值的散点图来判断两变量之间是否具有线性联系后再作分析。

（2）一个变量的数值人为选定时不应作相关分析。有些研究中,一个变量的数值随机变动,另一个变量的数值却是人为选定的。如研究药物的剂量-反应关系时,一般是选定 n 种剂量,然后观察每种剂量下动物的反应,此时得到的观察值就不是随机样本,算得的相关系数 r 会因剂量的选择方案不同而不同。

（3）作相关分析时必须剔除异常点。异常点即一些特大特小的离群值,相关系数的数值受其影响较大。应及时复核检查,对由于测定、记录或计算机录入的错误数据,应予以修正和剔除。

（4）相关分析要有实际意义。两变量相关并不代表两变量间一定存在内在联系,也可能是两个变量同时受第三个变量的影响而产生的一种伴随现象。要证明两者之间确实存在内在联系,还须凭借专业知识加以阐明。

第2节 直线回归

一、直线回归的概念

在两个变量的资料中,如果一个变量 y 随另一个变量 x 呈现直线变化趋势,则变量 y 与 x 就构成了一种依存关系。揭示这种直线依存关系的统计分析方法就是直线回归(linear regression),它是回归分析中最基本、最简单的一种。其分析的任务就是要找出能够准确反映两变量之间依存关系的直线回归方程(linear regression equation)。

直线回归方程的一般形式为

$$\hat{y} = a + bx \tag{8.9}$$

方程中的 x 为自变量(independent variable)取值, y 是应变量(dependent variable), $\hat{y}$ 是给定 x 时 y 的估计值。

a 为常数项,是回归直线在 y 轴上的截距(intercept)。 $a > 0$,表示直线与纵轴的交点在原点的上方; $a < 0$,则交点在原点的下方; $a = 0$,则回归直线通过原点。

b 为样本的回归系数(regression coefficient),即回归直线斜率(slope),表示当 x 变动一个单位时所引起的 $\hat{y}$ 的改变量。 $b > 0$,直线从左下方走向右上方, y 随 x 增大而增大; $b < 0$,直线从左上方走向右下方, y 随 x 增大而减小; $b = 0$,表示直线与 x 轴平行, x 与 y 无直线关系。

常数 a 和回归系数 b 是直线回归方程中两个待定的参数。根据最小二乘法原理,即保证各实测点到回归直线的纵向距离的平方和最小,并使计算出的回归直线最能代表实测数据所反映的直线趋势, a、b 的计算公式分别为

$$b = \frac{\sum (x - \overline{x})(y - \overline{y})}{\sum (x - \overline{x})^2} = \frac{l_{xy}}{l_{xx}} \tag{8.10}$$

$$a = \overline{y} - b\overline{x} \tag{8.11}$$

二、直线回归方程的计算

就例8-1,尿肌酐含量为应变量 y,儿童年龄为自变量 x 进行直线回归分析。

1.根据数据绘制散点图　见图8-2,从图中可以看出年龄与尿肌酐含量之间存在明显的直线趋势,可以进一步建立两变量之间的直线回归方程。

2.计算回归系数 b 与常数项 a

$$\overline{X} = \frac{\sum x}{n} = \frac{76}{8} = 9.5 \qquad \overline{Y} = \frac{\sum y}{n} = \frac{23.87}{8} = 2.9838$$

$$l_{XX} = \sum x^2 - \frac{(\sum x)^2}{n} = 764 - \frac{(76)^2}{8} = 42$$

$$l_{YY} = \sum y^2 - \frac{(\sum y)^2}{n} = 72.2683 - \frac{(23.87)^2}{8} = 1.0462$$

$$l_{XY} = \sum xy - \frac{(\sum x)(\sum y)}{n} = 232.61 - \frac{(76) \times (23.87)}{8} = 5.8450$$

代入公式(8.10)和公式(8.11)得:

$$b = \frac{l_{XY}}{l_{XX}} = \frac{5.8450}{42} = 0.1392$$

$$a = \overline{y} - b\overline{x} = 2.9838 - (0.1392) \times (9.5) = 1.6617$$

直线回归方程为:$\hat{y} = 1.6617 + 0.1392x$。

3.作回归直线　按求得的回归方程,此直线必然通过点 $(\overline{x}, \overline{y})$,另可在自变量 x 实测范围内远端取易于读数的 x 值代入回归方程得到一个点的坐标,如 $x_1 = 6$,$\hat{y} = 2.4969$ 连接 $(6, 2.4969)$ 与点 $(9.5, 2.9838)$ 即可绘出回归直线(图8-2)。

三、回归系数的假设检验

回归系数的检验亦即是回归关系的检验,又称回归方程的检验,其目的是检验由样本资料建立的回归方程在总体中是否成立,即是否样本代表的总体也有直线回归关系。我们知道,即使 x、y 的总体回归系数 $\beta = 0$(即 x 与 y 不存在回归关系),由于抽样误差的原因,其样本回归系数 b 也不一定为零,因此,要检验 b 是否为 $\beta = 0$ 的总体中的一个随机样本。检验方法通常用方差分析或 t 检验,两者的检验效果等价。

(一)方差分析

其基本思想是将应变量 y 的总变异 $SS_{总}$ 分解为 $SS_{回归}$ 和 $SS_{剩余}$,然后利用 F 检验来判断回归方程是否成立。

图8-3中,任意一点 P 的纵坐标被回归直线 $\hat{y}$ 与均数 $\overline{y}$ 截成三个线段,第一段 $(y - \hat{y})$,表示实测点 P 与回归直线的纵向距离,即实际值 y 与估计值 $\hat{y}$ 之差,称为剩余或残差。第二段 $(\hat{y} - \overline{y})$,即 y 估计值 $\hat{y}$ 与均数 $\overline{y}$ 之差,它与回归系数的大小有关。$|b|$ 值越大,$(\hat{y} -$

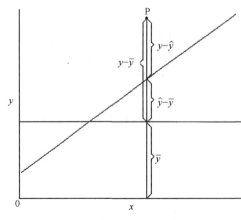

图8-3　平方和划分示意图

$\overline{y}$)也越大,反之亦然。$b=0$ 时,$(\hat{y}-\overline{y})$ 亦为零,则 $(y-\hat{y})=(y-\hat{y})$。第三段 $\overline{y}$,是应变量 y 的均数。

上述三段的代数和为:

$$y=\overline{y}+(\hat{y}-\overline{y})+(y-\hat{y})$$

移项,可得:

$$y-\overline{y}=(\hat{y}-\overline{y})+(y-\hat{y})$$

将所有点按上法处理,并将等式两端平方后再求和,则有

$$\sum(y-\overline{y})^2=\sum(\hat{y}-\overline{y})^2+\sum(y-\hat{y})^2 \tag{8.12}$$

式中:$\sum(y-\overline{y})^2$ 为 y 的离均差平方和,表示 y 总的变异,用 $SS_{\text{总}}$ 表示;$\sum(\hat{y}-\overline{y})^2$ 为回归平方和,反映在 y 的总变异中由于 x 与 y 的直线关系而使 y 变异减小的部分,也就是在总平方和中可以用 X 解释的部分,用 $SS_{\text{回}}$ 表示,$SS_{\text{回}}$ 越大,说明回归效果越好;$\sum(y-\hat{y})^2$ 为剩余平方和,反映 x 对 y 的线性影响之外的一切因素对 y 的变异的作用,也就是在总平方和 $SS_{\text{总}}$ 中无法用 x 解释的部分,用 $SS_{\text{剩}}$ 表示,在散点图中,各实测点离回归直线越近,$\sum(y-\hat{y})^2$ 也就越小,说明直线回归的估计误差越小。

$$SS_{\text{总}}=SS_{\text{回}}+SS_{\text{剩}} \tag{8.13}$$

总变异 $SS_{\text{总}}$ 是由回归关系引起的 $SS_{\text{回}}$ 和与回归无关的其他各种因素产生的 $SS_{\text{剩}}$ 所构成。若回归直线与各实测点十分吻合,则 $SS_{\text{回}}$ 将明显大于 $SS_{\text{剩}}$,当全部实测值都在回归直线上时,$SS_{\text{总}}=SS_{\text{回}}$,$SS_{\text{剩}}=0$,反之,若回归直线拟合不好,$SS_{\text{回}}$ 相对较小,$SS_{\text{剩}}$ 则相对增大。可见 $SS_{\text{回}}/SS_{\text{剩}}$ 反映了回归的效果。

$$SS_{\text{总}}=\sum(y-\hat{y})^2=\sum y^2-\frac{(\sum y)^2}{n} \tag{8.14}$$

$$SS_{\text{回}}=bl_{xy}=\frac{l_{xy}^2}{l_{xx}} \tag{8.15}$$

$$SS_{\text{剩}}=SS_{\text{总}}-SS_{\text{回}} \tag{8.16}$$

上述三个平方和,各有其相应的自由度 v,并有如下的关系

$$v_{\text{总}}=v_{\text{回}}+v_{\text{剩}}$$

$$v_{\text{总}}=n-1,\quad v_{\text{回}}=1,\quad v_{\text{剩}}=n-2$$

统计量 F 的计算公式为

$$F=\frac{SS_{\text{回}}/V_{\text{回}}}{SS_{\text{剩}}/V_{\text{剩}}}=\frac{MS_{\text{回}}}{MS_{\text{剩}}} \tag{8.17}$$

(二) t 检验

其基本思想是利用样本回归系数 b 与总体回归系数 β 进行比较来判断回归方程是否成立。统计量 t 的计算公式为

$$t_b=\frac{b-0}{s_b},\ v=n-2 \tag{8.18}$$

$$s_b=\frac{s_{y.x}}{\sqrt{\sum(x-\overline{x})^2}}=\frac{s_{y.x}}{\sqrt{l_{xx}}} \tag{8.19}$$

$$S_{y\cdot x}=\sqrt{\frac{SS_{\text{剩}}}{n-2}} \tag{8.20}$$

式中:s_b 为样本回归系数的标准误;$S_{y\cdot x}$ 为剩余标准差,它是指扣除了 x 对 y 的线性影响后,y 的变异,可用以说明估计值 $\hat{y}$ 的精确性。$s_{y\cdot x}$ 越小,表示回归方程的估计精度越高。

现在我们来检验例 8-1 得到的直线回归方程是否成立。

1. 方差分析

(1)建立假设检验

$H_0:\beta=0$,即尿肌酐含量与年龄之间无直线关系

$H_1:\beta\neq 0$,即尿肌酐含量与年龄之间有直线关系

$\alpha=0.05$

(2)计算统计量

$$SS_{总}=1.0462$$

$$SS_{回}=\frac{l_{xy}^2}{l_{xx}}=5.845^2/42=0.8134$$

$$SS_{剩}=SS_{总}-SS_{回}=1.0462-0.8134=0.2328$$

根据方差分析表(表 8-3),计算得出统计量。

表 8-3 方差分析表

变异来源	自由度	SS	MS	F	P
总变异	7	1.0462			
回归	1	0.8134	0.8134	20.97	<0.01
剩余	6	0.2328	0.0388		

(3)查界值表,得统计结论

查 F 界值表,$v_{回}=1$,$v_{剩}=6$,$F_{0.01(1,6)}=13.74$,$F>F_{0.01(1,6)}$,$P<0.01$,按 $\alpha=0.05$ 水准拒绝 H_0,接受 H_1,可以认为尿肌酐含量与年龄之间有直线回归关系。

2. t 检验

(1)建立假设检验

H_0、H_1、α 同方差分析。

(2)计算统计量

$$n=8,SS_{剩}=0.2328,l_{xx}=42,b=0.1392$$

$$s_b=\frac{0.1970}{\sqrt{42}}=0.0304 \quad S_{y\cdot x}=\sqrt{\frac{SS_{剩}}{n-2}}=0.1970$$

$$t=\frac{0.1392}{0.0304}=4.579$$

(3)查界值表,得统计结论

$v=6$,查 t 界值表,得 $0.002<P<0.005$。按 $\alpha=0.05$ 水准,拒绝 H_0,接受 H_1,结论与 F 检验相同。而且,$\sqrt{F}=\sqrt{20.97}=4.579=t$,即直线回归中对回归系数的 t 检验与 F 检验等价。

四、应用直线回归时的注意事项

(1)作回归分析要有实际意义,不能把毫无关联的两种现象随意进行回归分析,忽视事物现象间的内在联系和规律。另外,即使两个变量间存在回归关系时,也不一定是因果关系,必须结合专业知识作出合理解释和结论。

（2）直线回归分析的资料，一般要求应变量 y 是来自正态总体的随机变量，自变量 x 可以是正态随机变量，也可以是经过精确测量和严密控制的值。

（3）进行回归分析时，应先绘制散点图。若提示有直线趋势存在时，可作直线回归分析；若提示无明显线性趋势，则应根据散点分布类型，选择合适的曲线模型，或经数据变换后，化为线性回归来解决。

（4）绘制散点图后，若出现一些特大特小的离群值（异常点），则应及时复核检查，对由于测定、记录或计算机录入的错误数据，应予以修正和剔除。否则，异常点的存在会对回归方程中的系数 a、b 的估计产生较大影响，甚至得到与客观事实相反的结论。

（5）回归直线不要外延。直线回归的适用范围一般以自变量取值范围为限，若无充足理由证明超出自变量取值范围后直线回归关系仍成立时，应该避免随意外延。

第3节　直线相关与回归的区别和联系

一、区　　别

（一）资料要求不同

相关要求两个变量 x、y 服从双变量正态分布；回归要求应变量 y 服从正态分布，而自变量 x 可以是正态随机变量，也可以是精确测量和严格控制的变量。

（二）分析目的不同

相关分析的目的是描述两变量间的相互关系；回归分析的目的则是描述应变量与自变量间的数量依存关系，可进行统计预测和统计控制。

（三）统计意义不同

相关系数 r 表示具有直线关系的两个变量间关系的相关方向及其关系的密切程度。r 没有单位，取值范围是 $[-1,1]$。回归系数 b 表示 x 每增（减）一个单位时，y 平均改变的单位数，b 有单位，其单位为 y 单位 $/x$ 单位，取值范围是 $(-\infty,\infty)$。

二、联　　系

（一）变量间关系的方向一致

对同一资料，r 和 b 的正负号一致。

（二）假设检验等价

同一资料 r 和 b 的假设检验结果也是一致的。由于两者检验结果等价，故常用 r 的假设检验代替 b 的假设检验，原因是前者可直接查 r 界值表，方法上较为简便。

（三）r 与 b 可以相互换算

$$r = b \cdot \sqrt{\frac{l_{xx}}{l_{yy}}} \tag{8.21}$$

$$b = r \cdot \sqrt{\frac{l_{yy}}{l_{xx}}} \tag{8.22}$$

第4节　等级相关

等级相关（rank correlation）又称秩相关，是分析两变量等级间是否相关的一种非参数方法,适用于以下资料的分析。

(1) x 或 y 变量中的一个或两个不服从正态分布。

(2) x 或 y 变量中的一个或两个为未知分布的变量。

(3) x 或 y 变量中的一个或两个具有半定量性质。

常用的方法是 Spearman 法,它是将 x、y 按数值大小分别编成等级次序,以等级次序作为新的变量代入公式,计算等级相关系数(rank correlation coefficient)r_s,说明两个变量 x、y 间线性相关关系的密切程度和方向。r_s 的计算公式为

$$r_s = 1 - \frac{6 \sum d^2}{n(n^2 - 1)} \tag{8.23}$$

式中:d 为每对观察值 x 和 y 的等级(或称秩次)之差,n 为对子数。

与 r 类似,r_s 值介于 -1 至 $+1$ 之间,$r_s > 0$ 表示正相关,$r_s < 0$ 为负表示负相关,$r_s = 0$ 表示零相关。

[**例 8-2**] 在某肝癌病因研究中,某地调查了 10 个乡的肝癌死亡率(1/10 万)与某种食物中黄曲霉素相对含量(最高含量为 10),见表 8-4。试作相关分析。

表 8-4 肝癌死亡率与黄曲霉素相对含量

编号	黄曲霉素相对含量		肝癌死亡率(1/10 万)		d	d^2
	x	秩次	y	秩次		
(1)	(2)	(3)	(4)	(5)	(6)=(3)-(5)	(7)
1	0.7	1	21.5	3	2	4
2	1.0	2	18.9	2	0	0
3	1.7	3	14.4	1	2	4
4	3.7	4	46.5	7	−3	9
5	4.0	5	27.3	4	1	1
6	5.1	6	64.6	9	−3	9
7	5.5	7	46.3	6	1	1
8	5.7	8	34.2	5	3	9
9	5.9	9	77.6	10	1	1
10	10.0	10	55.1	8	2	4

1. 编秩 将两个变量的观察值分别从小到大编秩,若遇到几个观察值相等时,则取其平均秩次。见表 8-4 中第(3)、(5)栏。

2. 计算每对观察值秩次之差 d 及 d^2 见表 8-4 中第(6)、(7)栏。

3. 求等级相关系数 r_s

$\sum d^2 = 42$,$n = 7$,代入公式(8-21)得

$$r_s = 1 - \frac{6 \times 42}{10 \times (10^2 - 1)} = 0.745$$

4. 对 r_s 的假设检验

$H_0: \rho_s = 0$,肝癌死亡率与黄曲霉毒素含量之间不相关

$H_1: \rho_s \neq 0$,肝癌死亡率与黄曲霉毒素含量之间相关

$\alpha = 0.05$

因本例 $n=10$，并已求得 $r_s=0.745$，查界值表，单侧 $r_{s,0.01(10)}=0.745$，故 $P=0.01<0.05$，按 $\alpha=0.05$ 水准拒绝 H_0，接受 H_1，可以认为肝癌死亡率与黄曲霉素含量之间存在正相关关系。

注意：

（1）当 $n>50$ 时，无法查 r_s 界值表，则可先用公式(8-5)算出 t 值，再通过查 t 界值表得出结论。

（2）若相同秩次较多时，计算结果偏差较大，要进行校正，校正公式为

$$r'_s=\frac{[(n^3-n)/6]-(T_x+T_y)-\sum d^2}{\sqrt{[(n^3-n)/6]-2T_x}\ \sqrt{[(n^3-n)/6]-2T_y}}$$

（3）等级相关分析时需对原始资料编秩，从而会损失部分信息。

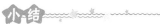

小结

1.直线相关描述双正态分布变量 x 与 y 的相互关系。相关系数 r 表示两变量间关系的密切程度和相关方向，其取值范围在 $[-1,1]$。$r>0$ 表示正相关；$r<0$ 表示负相关；$r=0$ 表示不相关。样本相关系数由于存在抽样误差，故算出 r 后须作假设检验后再做出推断。

2.直线回归描述两个变量间数量上的依存关系。它要求应变量 y 服从正态分布，自变量 x 可以是正态随机变量，是能精确测量和严格控制的量。求出回归方程 $\hat{y}=a+bx$ 后，须对样本回归系数 b 是否来自 $\beta=0$ 的总体进行假设检验，只有当拒绝 H_0 时，方能确认 x 与 y 间有直线回归关系。

3.相关与回归分析须有实际意义，有相关关系不一定就有因果关系。一般应先绘制散点图，如果各散点呈现直线趋势再作进一步分析。

4.直线回归的适用范围应以自变量取值范围为限。若无充足理由证明超出自变量取值范围直线回归关系仍成立时，应避免随意外延。

5.对于 x 和 y 服从双变量正态分布，则直线回归中的回归系数检验统计量 t_b 与相关系数检验统计量 t_r 是相等的，两个检验等价，而且回归系数与相关系数同时为正的或者同时为负的，但两者在数值上无法对应，当相关系数很大时，回归系数可以很小。

6.当 x，y 的资料不能满足作直线相关的条件时，可用等级相关进行分析。

直线回归方程 a、b 两系数对比

	a	b
含义	回归直线在 y 轴上的截距。表示 x 为零时，y 的平均水平的估计值	回归系数，即直线的斜率。表示 x 每变化一个单位时，y 平均变化量的估计值
系数>0	表示直线与纵轴的交点在原点的上方	表示直线从左下方走向右上方，即 y 随 x 增大而增大
系数<0	表示直线与纵轴的交点在原点的下方	表示直线从左上方走向右下方，即 y 随 x 增大而减小
系数=0	表示回归直线通过原点	表示直线与 x 轴平行，即 y 不随 x 的变化而变化
计算公式	$a=\overline{y}-b\overline{x}$	$b=\dfrac{\sum(x-\overline{x})(y-\overline{y})}{\sum(x-\overline{x})^2}=\dfrac{l_{xy}}{l_{xx}}$

自测题

一、选择题

1. 在 y 和 x 的回归分析中,若 $t_b < t_{0.05, v}$ 可认为( )

   A. 两变量存在线性相关关系

   B. 两变量不存在任何关系

   C. 样本回归系数和总体回归系数($\beta = 0$)相等的可能性 $P > 95\%$

   D. 两变量无线性相关

   E. 以上都不是

2. $s_{y \cdot x}$ 和 s_b 分别表示( )

   A. y 对 $\hat{y}$ 的离散度和 b 的抽样误差

   B. y 对 x 的离散度和 b 的离散度

   C. y 的离散度和 b 的离散度

   D. y 对 $\hat{y}$ 的离散度和 y 的标准估计误差

   E. y 的离散度和 b 的变异

3. 若对两个变量进行直线相关分析,$r = 0.39$,$P > 0.05$,则说明两个变量之间( )

   A. 有伴随关系   B. 有数量关系

   C. 有因果关系   D. 有相关关系

   E. 无相关关系

4. 对两个数值变量同时进行了相关和回归分析,r 有统计学意义($P < 0.05$),则( )

   A. b 有高度的统计学意义

   B. b 无统计学意义

   C. b 有统计学意义

   D. 不能肯定 b 有无统计学意义

   E. 以上都不是

5. 某医师拟制作标准曲线,用光密度值来推测食品中亚硝酸盐的含量,应选用的统计方法是( )

   A. u 检验   B. 回归分析

   C. 相关分析   D. χ^2 检验

   E. q 检验

6. 在直线回归分析中,回归系数 b 的绝对值越大( )

   A. 所绘散点越靠近回归线

   B. 所绘散点越远离回归线

   C. 回归线在 y 轴上的截距越大

   D. 回归线对 x 轴越平坦

   E. 回归线对 x 轴越陡

7. $\hat{y} = 14 + 4x$ 是 1～7 岁儿童以年龄(岁)估计体重(市斤)的回归方程,若体重换成国际单位 kg,则此方程( )

   A. 截距改变   B. 回归系数改变

   C. 两者都改变   D. 两者都不改变

   E. 以上都错误

8. 同一双变量资料,进行直线相关与回归分析,有( )

   A. $r > 0, b < 0$ B. $r > 0, b > 0$

   C. $r < 0, b > 0$ D. r 与 b 的符号毫无关系

   E. 以上都错误

二、计算题

1. 10 名男青年身高与前臂长的数据见下表。试计算相关系数并对 $\rho = 0$ 进行假设检验。

编号	身高(cm)	前臂长(cm)
1	170	45
2	173	42
3	160	44
4	155	41
5	173	47
6	188	50
7	178	47
8	183	46
9	180	49
10	165	43

2. 某地 10 名一年级女大学生的胸围(cm)与肺活量(L)数据如下表所示,试建立肺活量与胸围的回归方程。

编号	胸围(cm)	肺活量(L)
1	72.5	2.51
2	83.9	3.11
3	78.3	1.91
4	88.4	3.28
5	77.1	2.83
6	81.7	2.86
7	78.3	3.16
8	74.8	1.91
9	73.7	2.98
10	79.4	3.28

3. 某课题组测量了 16 名 18～22 岁男大学生的身高与肺活量,结果如下表,请进行直线相关与回归分析。

编号	身高(m)	肺活量(L)
1	1.742	4.650
2	1.718	4.278
3	1.714	4.420
4	1.712	4.379
5	1.720	4.365
6	1.704	4.222
7	1.709	3.973
8	1.729	4.290
9	1.708	4.022
10	1.698	4.077
11	1.714	4.318
12	1.674	4.039
13	1.683	3.850
14	1.670	3.625
15	1.679	3.874
16	1.692	3.911

4. 某省卫生防病中心对 10 个城市进行肺癌死亡回顾调查,并对大气中苯并(a)芘进行监测,结果如下表,试检验两者有无相关。

城市编号	肺癌标化死亡率(1/10 万)	苯并(a)芘($\mu g/100m^3$)
1	5.60	0.05
2	18.50	1.17
3	16.23	1.05
4	11.40	0.10
5	13.80	0.75
6	8.13	0.50
7	18.00	0.65
8	12.10	1.20
9	15.30	0.95
10	9.70	0.65

第9章

统计表与统计图

医学研究中所得到的结果,除计算必要的统计指标和适当的文字说明外,还可通过统计图表来表达其分析结果,便于理解、分析和比较。

[例 9-1] 1998 年国家第二次卫生服务调查资料显示:城市妇女分娩地点分布(%)为医院 63.84,妇幼保健机构 20.76,卫生院 7.63,其他 7.77;农村妇女相应为医院 20.38,妇幼保健机构 4.66,卫生院 16.38,其他 58.58。如何选用合适的方式来表达上述资料?

第1节 统 计 表

一、统计表的概念

广义的统计表包括收集原始数据的调查表、整理资料的整理汇总表、计算资料所用的计算工具表及分析资料的统计分析表。本节仅限于介绍在医学领域用于统计描述的表格,即统计分析表。它是将分析事物及其指标用表格的形式列出,使数据条理化、系统化。

二、统计表的基本结构和制作要求

(一) 统计表的基本结构

统计表由标题、标目(包括横标目、纵标目)、线条、数字和备注 5 部分组成。其基本格式如下所示:

表序	标 题	↙顶线
横标目名称(可空白)	纵标目	↙标目线
横标目	数据区	
合计		↙底线

(二) 统计表的制作要求

编制统计表总的原则是结构简单、重点突出、层次分明、数据准确。制表的具体要求如下。

1. 标题 是统计表的总名称,不可缺少。标题简明扼要说明表的中心内容,必要时注明资料来源的时间、地点等,一般写在统计表的正上方。若同一篇文章中列有多张表格,则标题前应加上序号,如表 9-1。

2. 标目 是表内所列的项目,用简明文字表示,有单位的标目要注明单位。标目又分为横标目与纵标目。横标目位于表的左侧,表明被研究事物的主要特征。纵标目一般列在表的右上端,说明事物的各项统计指标。横、纵标目连贯起来从左至右可以形成一句完整的叙述语句。例如,表 9-1 可读成"城市妇女医院分娩占 63.84％,妇幼保健机构分娩占 20.76％,……"

表 9-1　1998 年城市、农村妇女分娩地点构成比较

	医院	妇幼保健机构	卫生院	其他
城市	63.84	20.76	7.63	7.77
农村	20.38	4.66	16.38	58.58

横标目和纵标目的设立不宜过多,排列应符合专业逻辑。

3. 线条　仅使用横线,不允许使用竖线和斜线。统计表一般为三线表,即顶线、底线以及隔开纵标目与数字的横线,线条的长度与表的宽度相等。

4. 数字　表内的数字必须准确,一律用阿拉伯数字表示。同一指标的小数位数一致,上下位次对齐。表内不留空格,数据不详可用"…"表示,数据不存在用"—"标明,数据为零时则填写"0"。表内相邻的相同数据均应照写,不能用"同上"或用符号"″"代替。

5. 备注　不是统计表的必备部分,如特殊情况需要说明时可用"＊"号标出,将说明文字写在表的底线下面。

三、统计表的种类

统计表可分为简单表和组合表。

简单表只按单一变量分组,如例 9-1 所述资料列成表 9-1,该统计表只按"分娩地点"分组。

组合表是将两个或两个以上变量结合起来分组,如表 9-2 按"疗效"和慢性支气管炎的"类型"两个变量分组,同时分析不同类型慢性支气管炎的治疗情况。

表 9-2　某院某年不同类型慢性支气管炎的疗效

疗效	单纯型		喘息型	
	例数	％	例数	％
显效	150	70.5	105	57.7
有效	51	23.9	66	36.3
无效	12	5.6	11	6.0
合计	221	100.0	182	100.0

第2节　统　计　图

统计图利用点的位置、线段的升降、直条的长短和面积的大小等各种几何图形,将研究对象的特征、内部构成、发展变化趋势和相互关系等形象而生动地表达出来。与统计表相比,统计图更直观,更能给读者留下清晰的印象。统计图的缺点是不能显示确切的数字,所以使用时往往要将统计表一起列出,以便作进一步的研究分析。

一、统计图的基本结构和制作要求

统计图通常由标题、图域、标目、图例和刻度 5 部分组成。

1.标题　简要说明图的中心内容,必要时注明资料来源的时间、地点。标题一般放在图的下方中央位置。若同一篇文章中有多个统计图,则标题前应加上序号,如图 9-1。

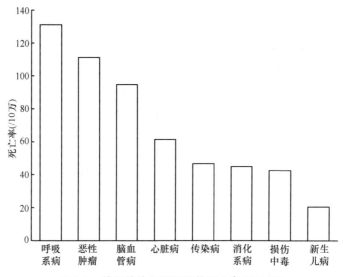

图 9-1　某年某地主要死因的死亡率(/10 万)

2.图域　即制图空间。除圆图外,其他以纵横轴为坐标绘制的图形,一般取坐标系第一象限为制图区。绘制图形应注意准确、美观,纵横轴长度的比例一般以 5∶7 或 7∶5 为宜。

3.标目　分为纵标目和横标目,表示纵轴和横轴数字刻度的意义,一般有度量衡单位。

4.图例　当同一统计图内比较两种以上事物时,需用不同的线条、图案或颜色表示,为使读者易于分辨各种图形的意义,可设置图例说明。图例一般放在横标目与标题之间,或图域的右上角或其他适当位置。

5.刻度　以两轴交点为起点,刻度数值按从小到大的顺序,纵轴自下而上,横轴自左而右。绘图时按照统计指标数值的大小,应考虑刻度的间隔,使其合理、美观。

二、常用统计图及其绘制要求

在医学中常用的统计图有直条图、百分条图、圆图、线图、半对数线图、直方图和散点图等。绘制统计图首先是根据资料的性质和分析目的选择适当的图形。下面介绍几种常用统计图的绘制。

(一)直条图

直条图(bar chart)又称条图,它是用等宽直条的长短来表示各独立指标数值大小及相互之间的对比关系。主要适用于无连续关系、各自独立的统计指标。常用的有单式(图 9-1)和复式(图 9-2)两种。绘制直条图时应注意以下几点。

(1) 一般以横轴为基线表示各独立指标,纵轴表示相应的指标数值,可以是绝对数,也可以是相对数。

（2）纵轴尺度必须从"0"开始，而且要等距，中间不要折断，避免给读者造成各对比组间比例失调的误解。若有个别数据相差悬殊需做折断处理，在折断处必须加以注明。

（3）各直条宽度相等，各直条（或各组直条）间应有相等的间隙，其宽度一般与直条等宽或为直条宽度的1/2。

（4）为便于对比，直条一般按由高到低的顺序排列。对有自然顺序的资料也可以按其自然顺序和特征排列。

（5）复式直条图是以组为单位，每组直条不宜过多，最好不超过三条，同组直条间不留间隙，组内直条排序前后应一致。

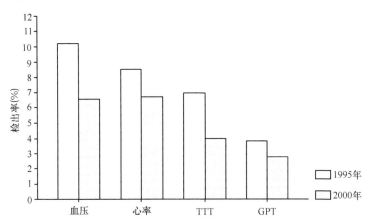

图 9-2　某厂职工 1995 年、2000 年四项生理指标异常检出率

（二）圆图

圆图（pie chart）是一种构成图，适用于构成比资料，它是以圆的总面积表示事物的全部即100％，圆内各扇形面积表示事物各组成部分所占的比重（图 9-3）。绘制时应注意以下几点。

（1）先绘一圆形，以圆心角的度数表示数量。将各构成部分的构成比（％）分别乘以3.6°，即得各构成部分应占的圆心角度数。

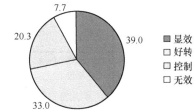

图 9-3　某年某院中药治疗慢性支气管炎的疗效

（2）以相当于时钟 12 点的位置为起点，顺时针方向用量角器在圆上画出相应扇形面积，一般各组成部分按数值的大小顺序或自然顺序排列。

（3）圆中各部分用线分开并注明简要文字及百分比，或用图例说明。

（4）如有两种或两种以上类似的资料的百分比相互比较时，可在同一水平线或同一竖直线上绘制直径相同的圆图，并注意各圆图的各构成部分排列次序和图例要一致。

（三）百分条图

百分条图（percentage chart）也是一种构成图，它是以一直条的总面积表示事物全部即100％，直条内各段表示各组成部分。绘制百分直条图时应注意以下几点。

（1）绘一等宽水平直条作为 100％，在该直条下方画一与直条等长的标尺。

（2）根据标尺指示，按各部分所占的百分比，从大到小把直条分成若干段。

（3）直条各段用简单文字、不同颜色或图案表示，并标出百分比。

（4）如有两种或两种以上类似资料的百分比构成相互比较时，可绘制两个或多个长度、宽度都相等的直条，在同一起点上依次平行排列，各直条之间留有适当空隙，一般为直条宽度的一半。例9-1所述资料绘图见图9-4。

百分直条图较圆图绘制简便，便于比较，在科研报告中较多用。

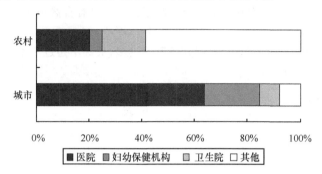

图 9-4　1998 年城市、农村妇女分娩地点构成情况

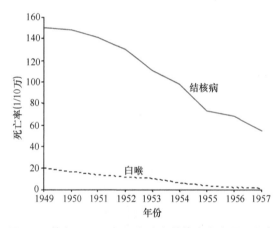

图 9-5　某市 1949～1957 年儿童结核病和白喉死亡率

（四）线图

线图（line chart）是用线段的升降来表示统计指标的变化趋势，如某事物在时间上的发展变化，或某现象随另一现象变迁的情况。适用于连续性资料（图 9-5）。绘制方法如下。

（1）横轴代表某事物的连续变量，纵轴代表统计指标。

（2）纵轴一般从"0"开始，若图形的最低点与"0"点差距较大，可在纵轴基部做折断处理。

（3）横轴可以不从"0"开始，若以组段为单位时，各组段距离应相等，并以组段下限为起点。坐标点的位置应在组段中点，相邻两点用短线连接，切勿将折线描成光滑曲线。

（4）同一图内可有多条线条，以不同线形或颜色相区分，并用图例说明。但线条数量不宜过多，一般不超过 4～5 条。

普通线图纵横轴都是算术尺度，在事物数量间相差较大的情况下，通常普通线图难于表达或相互比较两种或两种以上事物的变化速度。如图 9-5 所示，结核病死亡率线条的坡度比白喉死亡率线条下降的陡峭，只能说明两种疾病的死亡率逐年变化幅度不同，不能错认为结核病死亡率的下降速度比白喉死亡率的下降速度快。此时可采用半对数图来表示。

（五）半对数线图

半对数线图（semi-logarithmic linear chart）是以纵轴为对数尺度，横轴为算术尺度的线图。用于比较事物之间的相对变化速度。将线图绘制在半对数坐标纸上，线图上的数量关系就变为对数关系。绘制方法和线图基本一致(图 9-6)。

绘制半对数线图时使用半对数格纸，若无半对数坐标纸，可先将数据换算成对数值，然后用其在普通坐标纸上作图。

(六) 直方图

直方图(histogram)是以矩形的面积表示各组频数,各矩形面积总和代表各组频数的总和。适用于表示连续性变量的频数分布情况(图 9-7)。绘制直方图时应注意以下几点。

(1) 一般以横轴表示被观察现象,纵轴表示频数或频率。

(2) 纵轴尺度应从"0"开始,横轴的刻度按实际范围制定。

(3) 各矩形的高度为频数或频度,宽度为组距。

(4) 各直条间不留间隙,可用直线分隔也可不用。

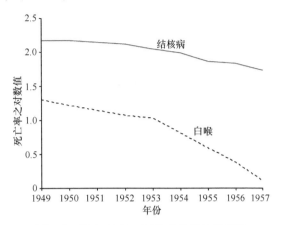

图 9-6 某市 1949～1957 年儿童结核病和
白喉死亡率

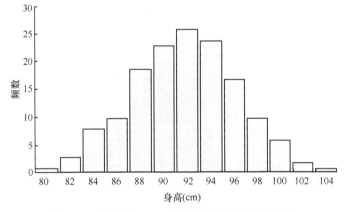

图 9-7 某市某年 150 名 3 岁女孩身高频数分布

(七) 散点图

散点图(scatter chart)用点的密集程度和趋势表示两种现象间的相关关系。适用于双变量统计分析(图 9-8)。

绘制散点图应注意以下几点。

(1) 横轴和纵轴各代表一种事物,横轴代表自变量,纵轴代表应变量。

(2) 纵、横轴的起点,不一定从"0"开始。

(3) 每组观察值有两个数值,一个是自变量,一个是应变量,两者在图中由一点表示。

链接

直方图与直条图的区别

直方图与直条图外形相似,但本质不同。直方图适用于表示连续性数值变量资料的频数分布情况,各直条间没有间隙;直条图适用于离散型资料,表示相互独立指标间的对比关系,各直条间有间隙。

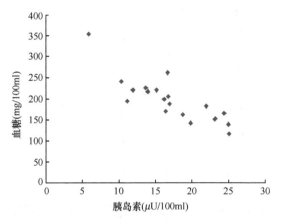

图 9-8　20 名糖尿病患者血糖值与胰岛素水平散点图

（八）统计地图

统计地图（statistical map）是用不同的颜色或纹理表示某种事物在地域上的分布特征及规律，用于显示不同地域事物数量的分布情况。常需附有图例（图 9-9）。

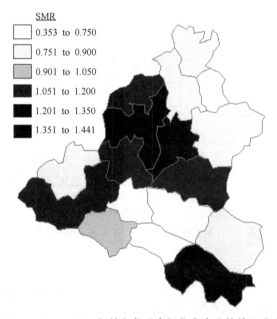

图 9-9　1990～1999 年某市鼻咽癌标化发病比的地区分布

链接

应用 Excel 软件生成统计图表

可应用 Excel 软件将数据库中的数据生成统计图表。统计表制作的操作步骤：录入数据→录入统计表标题→制作表格线（包括顶线、底线和标目线）。统计图制作流程：打开统计图对话框→选择统计图类型→选择统计图数据→录入统计图标题，X、Y 轴标志等→选择统计图位置。

小结

1.统计图表是统计描述的重要工具。通过统计图表可以更加直观地表达分析结果,方便阅读和分析比较。

2.统计表由标题、标目(包括横标目、纵标目)、线条、数字和备注五部分组成。制表要求重点突出、简单明了、主次分明、层次清楚、符合专业逻辑。一般采用三线表。

3.常用的统计图有直条图、百分条图、圆图、线图、半对数线图、直方图和散点图等。根据资料性质和分析目的选用适合的图形。

常用统计图的适用范围和制图要求

图形	适用资料类型	分析目的	制图要求
直条图	计量/计数	用直条长短表达统计指标差别	起点为0的等宽直条,直条间距相等,按高低顺序排列
百分条图	计数	用长条各段的长度(面积)表达内部构成比	以直条面积为100%,按构成比大小或逻辑顺序由左至右排列
圆图	计数	用圆的扇形面积表达内部构成比	以圆面积为100%,将各构成比分别乘以3.6度得圆心角度数后再绘扇形面积。通常以12点为始边依次绘图。须用图例区分各部分
线图	计量	用线段的升降表达事物的变化趋势	横轴为自变量,纵轴为应变量,横纵两轴均为算术尺度,相邻两点应以折线相连
半对数线图	计量	用线段的升降表达事物的变化速度	横轴为算术尺度,纵轴为对数尺度。余同普通线图
直方图	计量	用直方面积表达各组段和频数或频率	常以横轴表示连续型变量的组段(要求等距),纵轴表示频数或频率,其尺度从"0"开始,各直条间不留空隙
散点图	计量	用点的密集度和趋势表达两变量间的相互关系	横轴代表自变量,纵轴代表应变量。绘制方法同线图,只是点与点之间不连接
统计地图	计量/计数	用不同纹线或颜色代表指标高低、说明地域分布	将资料按等级数据或不同性质在地图的相应位置上分别用不同的符号表示出来。用图例区分各部分

自测题

一、选择题

1. 关于统计表的制作,不正确的叙述(　　)

    A. 统计表的标题放在表的上方

    B. 统计表的标目一般包括横标目和纵标目。横标目表示研究对象,纵标目表示分析指标

    C. 统计表的线条主要有顶线、底线及纵标目下面的横线,不宜有斜线和竖线

    D. 统计表中的数字按小数点位对齐,表内不宜有空格

    E. 统计表包含的内容越多越好

2. 关于统计图的制作,正确的叙述是(　　)

    A. 统计图的标题放在图的上方

    B. 线图中的线条越多越好

    C. 直条图的纵轴必须从"0"开始

    D. 直方图的组距不必相等

    E. 以上都不对

3. 要制定某某地恶性肿瘤男、女年龄别死亡率的统计分析表,则主要标志是(　　)

A. 年龄别   B. 性别

C. 死亡率   D. 性别和年龄别

E. 性别、年龄别和死亡率

4. 欲表示某地区某年各种死因的构成比,可绘制
(　　)

A. 线图   B. 直方图

C. 百分条图或圆图   D. 统计地图

E. 条图

5. 图示某年某医院门诊患者的年龄分布,宜绘制
(　　)

A. 直方图   B. 圆图

C. 百分直条图   D. 直条图

E. 普通线图

6. 比较某年某地四种病的病死率时,宜绘制
(　　)

A. 普通线图   B. 半对数线图

C. 直方图   D. 百分直条图

E. 直条图

7. 比较甲、乙两地20年来冠心病和恶性肿瘤死亡率的上升速度,最好选用(　　)

A. 直条图   B. 线图

C. 半对数线图   D. 直方图

E. 散点图

8. 下列哪种统计图纵坐标必须从0开始(　　)

A. 半对数线图   B. 散点图

C. 百分直条图   D. 普通线图

E. 直条图

9. 下列哪些统计图适用于计数资料(　　)

A. 直条图、直方图

B. 线图、半对数线图

C. 直条图、百分直条图

D. 百分直条图、直方图

E. 散点图、线图

10. 图示8岁男童体重与胸围的关系,宜绘制
(　　)

A. 直条图   B. 百分直条图

C. 线图   D. 直方图

E. 散点图

二、简答题

1. 统计表有哪些要素构成?制表的注意事项有哪些?

2. 统计图有哪些要素构成?绘制统计图的注意事项有哪些?

3. 直条图、直方图和百分直条图有何区别?

4. 普通线图和半对数线图有何区别?

三、分析题

指出下表的缺陷,并提出修改意见。

年龄 性别	21—30		31—40		41—50		51—60		61—70
	男	女	男	女	男	女	男	女	男
例数	10	14	8	14	82	37	213	49	22

第10章

SPSS统计软件的应用简介

SPSS(Statistics Package for Social Science)原意为"社会科学统计软件包",由美国斯坦福大学的几位研究生于20世纪60年代末研制,同时成立了SPSS公司。随着SPSS产品服务领域的扩大和服务深度的增加,SPSS公司于2000年正式将英文全称更改为Statistical Product and Service Solutions,意为"统计产品与服务解决方案"。SPSS是目前世界上最优秀的视窗统计软件之一,自从1995年SPSS公司与微软公司合作开发SPSS界面后,SPSS界面变得越来越友好,操作也越来越简单。因而,它广泛应用于自然科学、社会科学中,其中涉及了工程技术、应用数学、经济学、生物学、医疗卫生、心理学等领域,其功能也越来越强大。2009年SPSS公司重新包装旗下的SPSS产品线,定位为预测统计分析软件PASW (Predictive Analytics Software)。我们在这里仍按习惯,称之为SPSS。本章只是对本书所讲的有关内容的应用进行简单的讲授,以便于学生今后的使用。

> **链接**
>
> 当今世界流行的统计软件还有SAS、STATISTICA、BMDP、MiniTab、MathCAD、S-PLUS等。

第1节 原始数据的录入与保存

> **链接**
>
> SPSS也把变量分为名义变量、有序变量、尺度变量,也就是我们所说的无序分类资料、有序分类资料、数值资料。

在SPSS中原始数据分为标识变量(数值变量)和分析变量2种,标识变量一般用于数据管理,分析变量是数据分析的主要内容。分析变量一般又分为反应变量和解释变量。反应变量是表示试验效应或观察结果大小的变量或指标;解释变量又称为指示变量、分组变量、协变量等。

表 10-1 某类疾病病患者预后研究的临床治疗

患者编号	病案号	性别※	年龄	生理评分	肾毒性	黄疸	昏迷	肌酐	胆固醇	肾功能预后
1	004757	1	26	14	0	1	0	520	5.4	1
2	007950	2	31	13	0	0	0	523	4.5	1
3	011093	1	55	17	0	0	1	209	3.3	1
4	017555	1	29	9	0	0	0	1303	4.1	1
⋮	⋮	⋮	⋮	⋮	⋮	⋮	⋮	⋮	⋮	⋮
169	2799183	2	58	15	1	1	0	331	6.1	2

※:性别,1为男,2为女;肾毒性,0为无,1为有;黄疸,0为无,1为有;昏迷,0为无,1为有;肾功能预后,1为治愈,2为丧失。

例如,表10-1中"患者的编号"和"病案号"为标识变量,其余为分析变量。在分析变量中,根据研究目的的变化和研究变量间的相互关系,各变量的性质不是一成不变,如若进行肾衰患者的预后研究,则"肾功能预后"为反应变量,其余的为解释变量;若分析"肾毒性"、"黄疸"和"昏迷"等指标对"生理评分"、"肌酐"、"胆固醇"等相应观察指标的影响,可把"肾毒性"、"黄疸"和"昏迷"看做分组变量,"生理评分"、"肌酐"和"胆固醇"则可看做是反应变量。

定义了变量就可以开始输入数据了。

应用SPSS统计软件的第一步是录入数据。SPSS的文件类型主要有 SPSS(* . sav)、Excel(* . xls)、dBASE(* . dbf)、ASCII(* . dat, * txt)等数据文件形式,上述文件类型大部分可以相互转换(图10-1)。

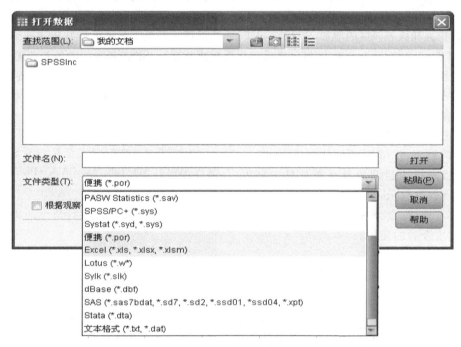

图 10-1　SPSS 文件的类型

在数据录入时,应遵循方便录入、方便核查、方便转换、方便分析的原则。SPSS 数据界面最大的优点就是支持鼠标的拖放操作,以及复制、粘贴等命令。若某个变量有连续多个相同值,可在第一格内先输入此值,选择复制,最后用拖放的方式选中所有应输入此值的单元格,单击右键并选择粘贴,所有选中的单元格都会被复制的值填充。也可以将 Excel 或 Word 文件中的数据复制后,切换到 SPSS 中粘贴。例如,将表10-1中的原始数据录入为 SPSS 数据文件时,"性别""肾毒性""黄疸""昏迷"等本来是字符变量,为了方便录入和分析,录入时用数值变量代替,可以将"性别"标记为 1 ="男",2 ="女",其他字符变量均可如此。在录入时当有连续多个数值 1 或 2 时,便可利用复制、粘贴的命令,可以节约不少时间(图10-2)。

	病人编号	病案号	性别	年龄	生理评分	肾毒性	黄疸	昏迷	肌酐	胆固醇	肾功能预后
1	1	4757	1	26	14	0	1	0	520	5.40	1
2	2	7950	0	31	13	0	0	0	523	4.50	1
3	3	11093	1	55	17	0	0	1	209	3.30	1
4	4	17555	1	29	9	0	0	0	1303	4.10	1
5	5	18364	1	31	11	1	0	0	691	2.60	1
6	6	19268	1	42	13	0	1	0	735	3.20	1
7	7	20793	0	67	9	0	0	0	347	4.70	1
8	8	26584	0	45	7	0	0	1	508	2.40	2
9	9	29361	1	21	12	1	1	0	969		1
10	10	37335	1	19	15	0	1	1	1138	4.30	1
11	11	39022	1	33	7	0	0	0	1027	2.20	1
12	12	40854	0	18	10	0	0	0	408	5.70	1
13	13	66370	1	22	11	0	1	0	774	1.90	1
14	14	72155	1	47	16	0	1	0	301	4.00	1

a

	名称	类型	宽度	小数	标签	值	缺失	列	对齐	度量标准	角色
1	病人编号	数值(N)	8	0		无	无	8	右	度量(S)	输入
2	病案号	数值(N)	8	0		无	无	8	右	度量(S)	输入
3	性别	数值(N)	8	0		{1, 男}...	无	8	右	度量(S)	输入
4	年龄	数值(N)	8	0		无	无	8	右	度量(S)	输入
5	生理评分	数值(N)	8	0		无	无	8	右	度量(S)	输入
6	肾毒性	数值(N)	8	0		{0, 无}...	无	8	右	度量(S)	输入
7	黄疸	数值(N)	8	0		{0, 无}...	无	8	右	度量(S)	输入
8	昏迷	数值(N)	8	0		{0, 无}...	无	8	右	度量(S)	输入
9	肌酐	数值(N)	8	0		无	无	8	右	度量(S)	输入
10	胆固醇	数值(N)	8	2		无	无	8	右	度量(S)	输入
11	肾功能预后	数值(N)	8	0		{1, 有}...	无	8	右	度量(S)	输入

b

图 10-2 SPSS 中原始数据的录入(.sav 格式)

第 2 节 SPSS 基本统计方法

一、数值资料的统计学描述

(一)描述统计量

[例 10-1] 测得 130 健康成年男子脉搏资料(次/分)如下,请绘制频数表、直方图,计算均数、标准差、变异系数 CV、中位数 M、$P_{2.5}$ 和 $P_{97.5}$。

75	76	72	69	66	72	57	68	71	72	69	72	73
82	80	82	67	69	73	64	74	58	70	64	60	77
66	77	64	67	76	75	75	71	65	62	76	72	71
60	67	75	75	73	79	66	69	79	78	70	72	70
72	78	72	67	72	80	68	70	61	70	73	72	71
81	70	66	75	71	63	77	74	76	68	65	77	69
77	75	79	64	79	73	76	61	80	64	69	70	73
69	68	65	70	69	66	81	63	64	80	74	78	76
84	66	70	73	60	76	82	73	64	65	73	73	63
80	68	76	70	79	77	64	70	66	69	73	78	76

链接

SPSS18.0及以后的中文版本，菜单中的命令一般都是中文，本教材是以18.0为例讲解SPSS统计软件的一些功能及使用方法。

首先将数据录入为文件hxd.Sav，变量名为脉搏。显然，脉搏是一个数值指标，对数值指标的统计描述可以用在线分析处理报告（OLAP立方）来完成，但此处要求绘制频数表，就是频率（Frequencies）命令的特长了，而且$P_{2.5}$和$P_{97.5}$这两个特殊的百分位数也只有它能够求出。题中要求的变异系数无法直接得到，可以利用均数和标准差手工计算。操作步骤为分析（Analyze）→描述统计（Descriptive Statistics）→频率（Frequencies）（图10-3）。

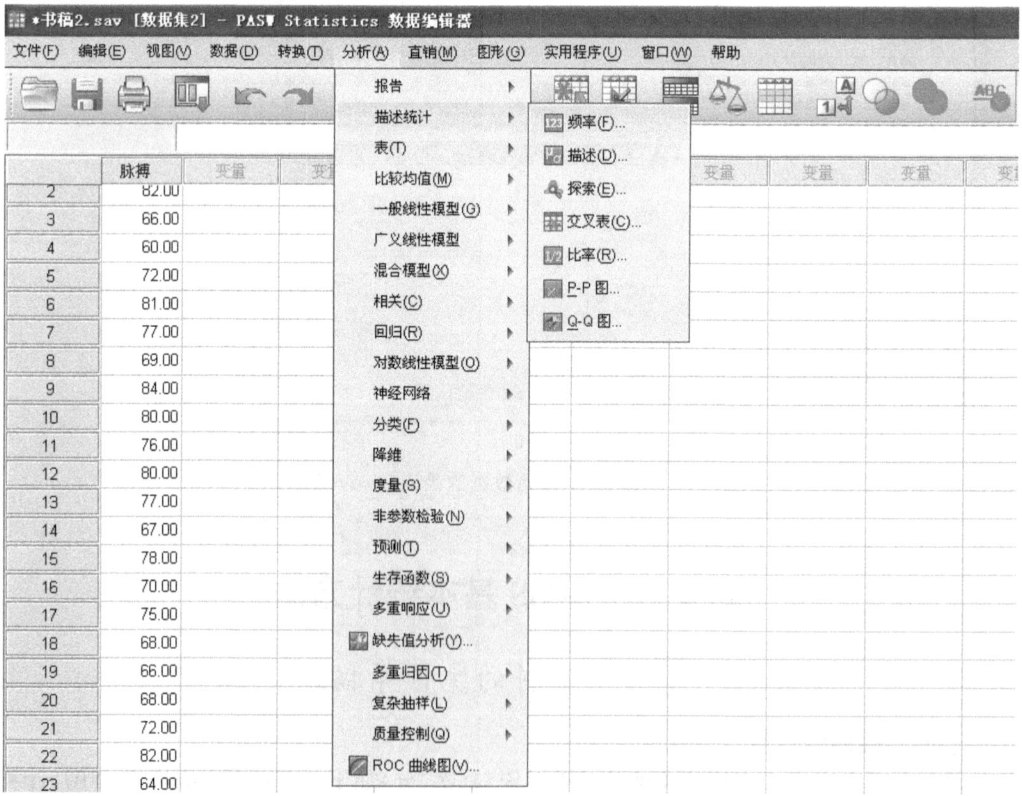

图 10-3　频数分析的菜单命令操作

（二）频数分析操作步骤

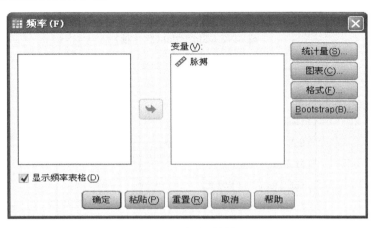

图 10-4　频率对话框

在主菜单栏中点击频率(Frequencies)命令后,出现图 10-4 频率对话框,在对话框左侧的源变量列表框中选择脉搏,单击 ➡ 按钮使其进入右侧的变量文本框(Variable)中作为频数分析的变量。

在对话框的下部有一个系统默认的"显示频率表格"复选框,选中此复选框将显示频数分布表。

首先单击"统计量(Statistics)"按钮,出现统计量对话框(图 10-5),可点击选择需要的统计量。然后单击"继续"按钮,再次回到"频率(F)"对话框。

继续点击"图标(Charts)"按钮,出现统计图对话框,可根据需要进行选择(图 10-6)。然后单击"继续",回到"频率(F)"对话框,最后单击"确定"按钮进行频数分析。

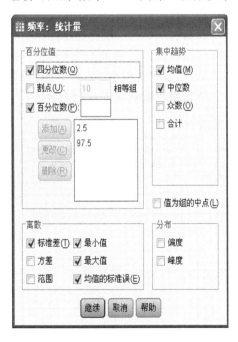

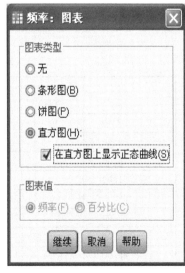

图 10-5　统计量对话框　　　　　　　图 10-6　统计图对话框

系统开始分析后,得到表10-2、表10-3和图10-7所示结果。

(三)输出结果及分析

表10-2 Statistics(统计量)

脉搏

N	Valid(有效)	130
	Missing(缺失值)	0
Mean(均数)		71.3154
Std. Error of Mean(均数标准误)		.50884
Median(中位数)		72.0000
Std. Deviation(标准差)		5.80168
Minimum(最小值)		57.00
Maximum(最大值)		84.00
Percentiles (百分数)	2.5	60.0000
	25	67.0000
	50	72.0000
	75	76.0000
	97.5	82.0000

链接

和国内常用的频数表不同,几乎所有统计软件给出的均是详细频数表,即并不按某种要求确定组段数和组距,而是按照数值精确列表。如果想得到我们所熟悉的频数表,需点击菜单中的编辑(Edit)→选项(options)→枢轴表(pivot tables),然后进行编辑。

在表10-2中可以看到,资料中共有有效观察值130,没有缺失值,均数为71.3154,标准误0.50884,中位数72.0000,标准差5.80168,最小值57.00,最大值84.00,百分位数有2.5、25、50、75、97.5。

在表10-3中第1列为数值,第2列为频数,第3列为频率,第4列为有效频率,第5列为累计频率,最后1行为合计。

表10-3 脉搏

		Frequency (频数)	Percent (频率)	Valid Percent (有效频率)	Cumulative Percent (累计频率)
Valid	57.00	1	.8	.8	.8
	58.00	1	.8	.8	1.5
	60.00	3	2.3	2.3	3.8
	61.00	2	1.5	1.5	5.4
	62.00	1	.8	.8	6.2
	63.00	3	2.3	2.3	8.5
	64.00	8	6.2	6.2	14.6
	65.00	4	3.1	3.1	17.7
	66.00	7	5.4	5.4	23.1
	67.00	4	3.1	3.1	26.2

续表

	Frequency （频数）	Percent （频率）	Valid Percent （有效频率）	Cumulative Percent （累计频率）
68.00	5	3.8	3.8	30.0
69.00	9	6.9	6.9	36.9
70.00	11	8.5	8.5	45.4
71.00	5	3.8	3.8	49.2
72.00	10	7.7	7.7	56.9
73.00	11	8.5	8.5	65.4
74.00	3	2.3	2.3	67.7
75.00	7	5.4	5.4	73.1
76.00	9	6.9	6.9	80.0
77.00	6	4.6	4.6	84.6
78.00	4	3.1	3.1	87.7
79.00	5	3.8	3.8	91.5
80.00	5	3.8	3.8	95.4
81.00	2	1.5	1.5	96.9
82.00	3	2.3	2.3	99.2
84.00	1	.8	.8	100.0
Total(合 计)	130	100.0	100.0	

　　如图 10-7 所示为频数表产生的直方图,其中的曲线为理论正态曲线。从图中可以看到,该资料应该是近似正态分布。

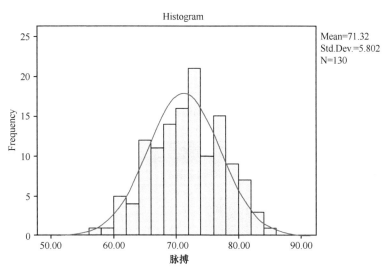

图 10-7　带有理论正态曲线的直方图

　　应该说明的是,“频率(F)”命令过程是专门为产生频数表而设计的,它不仅可以产生详细的频数表,还可以按要求给出某百分位点的数值,以及常用的条图,圆图等统计图。但和其他命令相比,它更适合于对分类变量以及不服从正态分布的连续性变量进行描述。

二、均数比较与检验

（一）单个总体均数的 t 检验

［**例 10-2**］ 某药物在某溶剂中溶解后的标准浓度为 20.00mg/L。现采用某种方法测量该药物溶解液 11 次，测量后得到的结果为：20.99、20.41、20.10、20.00、20.91、22.41、20.00、23.00、22.00、19.89、21.11。问：用该方法测量所得结果是否与标准浓度值有所不同？

1. 操作步骤

如图 10-8 所示，首先将数据输入，然后在菜单栏单击"分析（Analyze）"按钮，在下拉菜单中选中"比较均值（Compare Means）"，在第 3 层命令栏中单击"单样本 T 检验（One-Samples T Test）"，然后会出现"单样本 T 检验（One-Samples T Test）"命令框（图 10-9）。

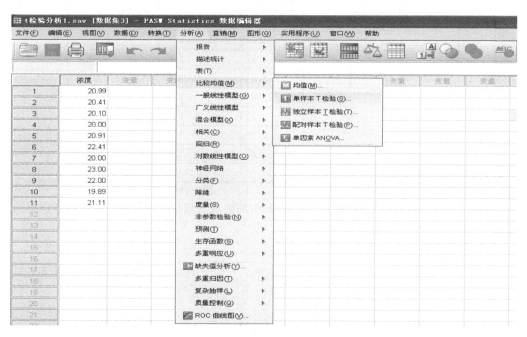

图 10-8　输入的数据和下拉菜单

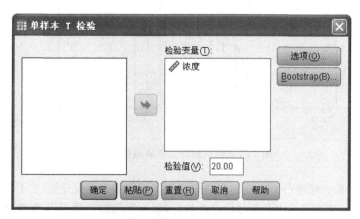

图 10-9　单样本 t 检验命令框

如图 10-9 所示,在左侧源变量框中选中"浓度",单击 →,选入到"检验变量(T)"框中,在"选项"中默认"置信区间百分比(C)"95,在"检验值(V)"中填入 20,单击"确定(OK)",进入单样本 t 检验(One-Samples T Test)过程。

2. 输出结果及分析

表 10-4　One-Sample Test(单样本检验结果)

					Test Value(检验值) $=$ 20.00	
					95% Confidence Interval of the Difference (95%置信区间)	
	t	df （自由度）	Sig. (2-tailed) （双侧概率）	Mean Difference （平均差）	Lower（下限）	Upper（上限）
浓度	3.056	10	.012	.98364	.2665	1.7008

从表 10-4 中可见,统计量 $t=3.056$, $P=0.012<\alpha=0.05$,认为该方法测量结果与标准浓度间可能有显著差异,说明该测量方法结果可能不太准确。

链接

　　因为 z 检验是在大样本情况下使用,而此时 t 检验的结果已经和它基本一致,所以 SPSS 没有在菜单上专门为 z 检验留出位置来。

(二) 独立样本成组 t 检验

[例 10-3]　某医生测得 18 例慢性支气管炎患者及 16 例健康人的尿 17-酮类固醇排出量 (mg/dl)分别为 x_1 和 x_2,试问两组的均数有无不同。

x_1:3.14 5.83 7.35 4.62 4.05 5.08 4.98 4.22 4.35 2.35 2.89 2.16 5.55 5.94 4.40 5.35 3.80 4.12

x_2:4.12 7.89 3.24 6.36 3.48 6.74 4.67 7.38 4.95 4.08 5.34 4.27 6.54 4.62 5.92 5.18

1. 操作步骤

首先将数值输入 SPSS 中,排为 1 列,命名为"尿 17 酮类固醇",在第 2 列"组别"中,数字 1 代表慢性支气管炎组,数字 2 代表健康人组。然后操作步骤如下:分析(Analyze)→比较均值 (Compare Means)→独立样本 t 检验(Independent-Samples T Test),这时出现独立样本成组 t 检验对话框(图 10-10)。

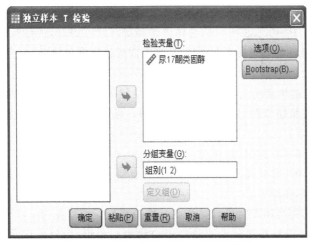

图 10-10　独立样本成组 t 检验对话框

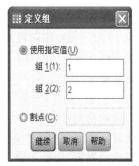

图 10-11　定义组子对话框

将左侧源变量框中的"尿17酮类固醇"选入"检验变量（Test Variable）"框中，将"组别"选入"分组变量（Grouping Variable）"框中，点击"定义组（Define Groups...）"，见图10-11 定义组子对话框，分别填入数字1、2，进行分组设置。单击"继续（Continue）"，返回到独立样本成组 t 检验对话框，点击"确定（OK）"，进行系统分析。

2. 输出结果及分析

表 10-5　Independent Samples Test

| | | Levene's Test for Equality of Variances（方差齐性检验） | | t-test for Equality of Means（两均数是否相等的 t 检验） | | | | | |
| | | | | | | | | 95% Confidence Interval of the Difference（95%置信区间） | |
		F	Sig.（P 值）	t	df（自由度）	Sig.（2-tailed）（双侧 P 值）	Mean Difference（均数差值）	Std. Error Difference（差值标准误）	Lower	Upper
尿17酮类固醇	Equal variances assumed（假设方差齐）	.225	.638	−1.818	32	.078	−.84431	.46445	−1.79036	.10174
	Equal variances not assumed（假设方差不齐）			−1.813	31.163	.079	−.84431	.46565	−1.79380	.10519

表 10-5 是独立样本 t 检验结果，Equal variances assumed 这 1 行是假设方差相等时进行的独立样本 t 检验，Equal variances not assumed 是假设方差不等时进行的检验。从表中可看到，两总体方差经 Levene's 检验，$F=0.225$，$P=0.638>0.05$，总体方差相等。$t=-1.818$，$v=32$，$P=0.078$，最终的统计结论为不能认为慢性支气管炎患者的尿17酮类固醇排出量与健康人不同。

（三）配对样本 t 检验

［例 10-4］　为研究女性服用某避孕新药后是否影响其血清总胆固醇，将 20 名女性按年龄配成 10 对。每对中随机抽取一人服用新药，另一人服用安慰剂。经过一定时间后，测得血清总胆固醇含量（mmol/L），结果如下：

新药组　　4.4　5.0　5.8　4.6　4.9　4.8　6.0　5.9　4.3　5.1；

安慰剂组　6.2　5.2　5.5　5.0　4.4　5.4　5.0　6.4　5.8　6.2。

问该新药是否影响女性血清总胆固醇？

这是一个典型的两两配对设计，应当用配对设计差值的 t 检验来做。按照配对 t 检验对数据格式的要求，这里在输入数据时应当按照每个变量（一列）代表一个组，而每条记录（一行）代表一对数据的格式输入。最终数据集中有新药组和安慰剂组两个变量。

1. 操作步骤

分析时按以下步骤操作：分析（Analyze）→比较均值（Compare Means）→配对样本 T 检验（Paired-Samples T Test），单击后出现配对样本 t 检验对话框（图 10-12），再先后将新药组和安慰剂组选入，再单击"确定"，系统开始进行分析。

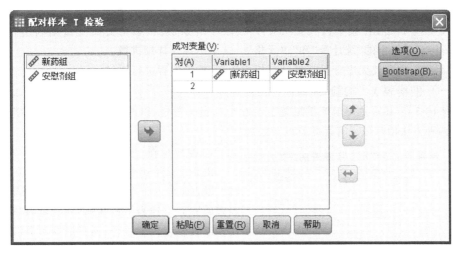

图 10-12　配对样本 t 检验对话框

2. 输出结果及分析

表 10-6　Paired Samples Correlations（相关性表）

		N	Correlation	Sig.
Pair 1	新药组 & 安慰剂组	10	.020	.956

从表 10-6 可知，新药组和安慰剂组的相关系数 $r=0.020$，$P=0.956$，表明 2 个变量之间无相关性。

表 10-7　Paired Samples Test（检验结果）

		Paired Differences							
					95% Confidence Interval of the Difference				
		Mean	Std. Deviation	Std. Error Mean	Lower	Upper	t	d	Sig. (2-tailed)
Pair 1	新药组 —安慰剂组	−.4300	.88198	.27891	−1.06093	.20093	−1.542	9	.158

表 10-7 给出了新药组和安慰剂组两两相减的差值的均数（Mean）、标准差（Std. Deviation）、标准误（Std. Error Mean）和 95% 置信区间（95% Confidence Interval of the Difference），检验结果表明 $t=-1.542$，$P=0.158$，故尚不能认为该新药会影响女性血清总胆固醇含量。

三、χ^2 检 验

前面我们已经讲解了一些数值变量的 SPSS 描述和分析的简单方法。但是对分类变量的描述和分析也是 SPSS 中非常重要的功能。在 SPSS 中专门用于分类资料的描述性分析的菜单项主要有产生频数表的"频率(Frequencies)"模块和"交叉表(Crosstabs)"模块,单个分类变量的描述性分析可用"频率(Frequencies)"模块中的条形图,多个分类变量则利用"交叉表(Crosstabs)"模块中的"统计量"和"单元格"。这里不再做详细讲解。

下面我们主要就无序分类变量的分析方法 χ^2 检验过程进行讲解。

(一) 四格表 χ^2 检验

[例 10-5] 某医生用国产雷尼替丁治疗十二指肠溃疡,以西咪替丁作对照组,结果见表 10-8。两种方法治疗效果有无差别?

表 10-8 两种方法治疗十二指肠溃疡疗效比较

药物	未愈合	愈合	合计
雷尼替丁	8	54	62
西咪替丁	20	44	64
合计	28	98	126

1. 操作步骤

由于此处给出是频数表,因此在建立数据集时可以直接输入三个变量,行变量为"药物",1 代表雷尼替丁,2 代表甲氰咪呱;列变量为"疗效",1 代表未愈合,2 代表愈合;还有记录 4 个格子中数值的"频数"。然后用"加权个案"过程指定频数变量,操作步骤为数据(Data)→加权个案(Weight Cases),弹出"加权个案"对话框,选定"加权个案"项,将"频数"选入,单击"确定"。

第二步是进行 χ^2 检验,分析步骤为:分析(Analyze)→描述统计(Descriptive statistic)→交叉表(Crosstabs),然后弹出交叉表对话框(图 10-13),将"药物"选入"行(Row)",将"疗效"选入"列(Column)",单击"统计量(Statistics)",弹出子对话框后(图 10-14),选择"卡方(Chi-square)",单击"继续",回到交叉表对话框,点击"确定",系统进行分析。

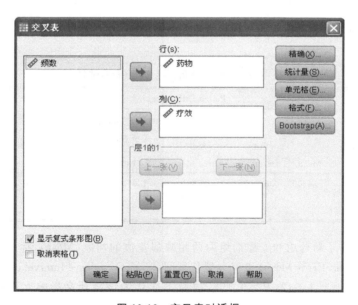

图 10-13 交叉表对话框

2. 输出结果及分析

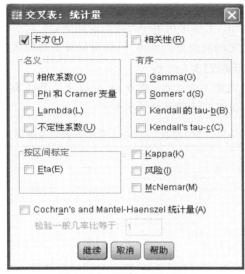

图 10-14　统计量子对话框

表 10-9　药物 * 疗效 Crosstabulation（列联表）

Count

		疗效		Total
		未愈合	愈合	
药物	呋喃硝胺	8	54	62
	甲氰咪呱	20	44	64
Total		28	98	126

表 10-9 为系统自动生成的四格表。

表 10-10　Chi-Square Tests（卡方检验结果）

	Value （统计量值）	df	Asymp. Sig. (2-sided) （双侧近似概率）	Exact Sig. (2-sided) （双侧精确概率）	Exact Sig. (1-sided) （单侧精确概率）
Pearson Chi-Square （Pearson 卡方值）	6.133[a]	1	.013		
Continuity Correction[b] （连续性校正卡方值）	5.118	1	.024		
Likelihood Ratio （对数似然比卡方值）	6.304	1	.012		
Fisher's Exact Test （Fisher's 确切概率法）				.018	.011
Linear-by-Linear Association （线性相关卡方值）	6.084	1	.014		
N of Valid Cases （有效记录数）	126				

a. 0 cells（.0%）have expected count less than 5. The minimum expected count is 13.78.（0%个格子的期望频数小于 5，最小的期望频数为 13.78）

b. Computed only for a 2×2 table（只在 2×2 表时系统才计算校正卡方值）

在表 10-10 的结果中,只需要在 Pearson 卡方、连续性校正卡方和 Fisher's 确切概率法三种方法之间选择即可,其余的用处不大,可以视而不见。从表格下方的 a 中可知,最小的期望频数为 13.78,因此无须校正,直接采用第一行的检验结果,即 $\chi^2 = 6.133$,$P = 0.013$。说明雷尼替丁与西咪替丁的疗效之间有显著的差异,可能雷尼替丁的疗效好与西咪替丁。

(二) R×C 无序列联表的 χ² 检验

[例 10-6] 随机抽取某市 3 个地区,调查 60 岁以上老年人高血压患病情况,结果见表 10-11。3 个地区的老年人高血压患病率有无差别?

表 10-11 3 个地区 60 岁以上老年人高血压患病情况

行政区	高血压		合计
	有	无	
甲	316	940	1256
乙	252	830	1082
丙	340	1264	1604
合计	908	3034	3942

1. 操作步骤

见四格表 χ² 检验的操作步骤。

2. 输出结果及分析

表 10-12 Chi-Square Tests

	Value	df	Asymp. Sig. (2-sided)
Pearson Chi-Square	6.293[a]	2	.043
Likelihood Ratio	6.287	2	.043
Linear-by-Linear Association	6.286	1	.012
N of Valid Cases	3942		

a. 0 cells (.0%) have expected count less than 5. The minimum expected count is 249.23. (0%个格子的期望频数小于 5,最小的期望频数为 249.23)

链接

多个独立样本的卡方检验差异有显著性,只能说明个样本的总体概率不全相同,若想知道哪两组之间不同,需做两两比较。另外,如有理论频数小于 1 的情况,蒙特卡罗模拟法计算精确概率进行检验。

从表 10-12 中可知,最小的理论频数是 249.23,没有理论频数小于 5,Pearson$\chi^2 = 6.293$,$P = 0.043 < 0.05$,3 个地区 60 岁以上老年人高血压患病率之间有显著差异。应该对 3 个地区的老年人高血压进行进一步研究,找出导致高血压患病率之间差异的原因。

小结

本章内容将数据录入、统计分析、报表制作、图形绘制等融为一体进行讲述,包括常规的描述性统计、t 检验、方差分析、卡方检验等,其目的是帮助数学功底不够的学生学习和掌握简单的现代统计技术。学生仅需要关心某个问题应该采用何种统计方法,在 SPSS 上如何操作,并初步掌握对计算结果的统计学解释,而不需要了解其具体运算过程。SPSS 的统计功能还包括相关分析、回归分析和非参数检验,也包括近期发展的多元统计技术,并能在屏幕(或打印机)上显示(打印)如正态分布图、直方图、散点图等各种统计图表,学生可以在相关资料的帮助下进行学习。

自测题

一、简答题

1. SPSS 中的变量有几种类型？它们有什么用途？

2. SPSS 中的文件可以保存为几种类型？

3. SPSS 中用哪个模块制作频数表？可以描述哪些统计量？请说出操作步骤。

4. SPSS 中用哪些模块描述分类资料？哪个模块可以同时对无序分类资料做统计描述和卡方检验？

二、计算机操作题

1. 某地 101 例健康男子血清总胆固醇值测定结果如下，请绘制频数表、直方图，计算均数、标准差、变异系数 CV、中位数 M、$P_{2.5}$ 和 $P_{97.5}$。

3.05 4.77 3.37 6.14 3.95 3.56 4.23 4.31 4.71
5.69 4.12 4.56 4.37 5.39 6.30 5.21 7.22 5.54
3.93 5.21 4.12 5.18 5.77 4.79 5.12 5.20 5.10
4.70 4.74 3.50 4.69 4.38 4.89 6.25 5.32 4.50
4.63 3.61 4.44 4.43 4.25 4.03 5.85 4.09 3.35
4.08 4.79 5.30 4.97 3.18 3.97 5.16 5.10 5.86
4.79 5.34 4.24 4.32 4.77 6.36 6.38 4.88 5.55
3.04 4.55 3.35 4.87 4.17 5.85 5.16 5.09 4.52
4.38 4.31 4.58 5.72 6.55 4.76 4.61 4.17 4.03
4.47 3.40 3.91 2.70 4.60 4.09 5.96 5.48 4.40
4.55 5.38 3.89 4.60 4.47 3.64 4.34 5.18 6.14
3.24 4.90

2. 某医生测量了 30 名铅作业男性工人的血红蛋白含量，具体数据如下：171，79，135，78，118，175，122，105，111，140，138，132，142，140，168，113，131，145，128，124，134，116，129，155，135，134，136，133，139，132。

问这 30 名工人血红蛋白量是否不同于正常成年男性的平均值 140mg/L？

3. 某医疗机构针对具有家族心脏病史的患者研发了一种新药，为了检验这种新药的疗效是否显著，随机选择了 16 位患者进行为期半年的观察测试，测试指标为使用该药之前和之后的甘油三酯水平的变化，得到如下数据：

16 名患者服某药前后甘油三酯水平(mg/dl)

配对号	服药前	服药后
1	180.00	100.00
2	139.00	92.00
3	152.00	118.00
4	112.00	82.00
5	156.00	97.00
6	167.00	171.00
7	138.00	132.00
8	160.00	123.00
9	107.00	174.00
10	156.00	92.00
11	94.00	121.00
12	107.00	150.00
13	145.00	157.00
14	186.00	101.00
15	112.00	148.00
16	104.00	130.00

4. 某院康复科用共鸣火花治疗癔症患者 56 例，有效者 42 例；心理辅导法治疗癔症患者 40 例，有效者 21 例。问两种疗法治疗癔症的有效率有无差别？

参 考 文 献

方积乾.2003.卫生统计学.第 5 版.北京:人民卫生出版社

金丕换,陈峰,曹素华等.2009.医用统计方法,第 3 版.上海:复旦大学出版社

马斌荣,李康.2008.卫生统计学.第 5 版.北京:人民卫生出版社

马斌荣.2004.卫生统计学.第 4 版.北京:人民卫生出版社

马斌荣.2002.医学统计学.北京:人民卫生出版社

马彦.2007.医学统计学.北京:中国科学技术出版社

马燕.2000.卫生统计学.北京:人民卫生出版社

倪宗赞.2008.医学统计学.北京:高等教育出版社

师明中,封苏琴.2007.医学统计方法.第 2 版.科学出版社

师明中.2010.医学统计方法.北京:科学出版社

孙振球,徐勇勇.2008.医学统计学.第 2 版.北京:人民卫生出版社

王洁贞.2002.医学统计学.郑州大学出版社

肖顺贞主编.1998.护理研究.北京:人民卫生出版社

严彦宏,李锐,燕纯叔等.2006.三种持续冲洗方法的效果比较.护理学杂志,21:10-11

宇传华,曹阳,方亚等.2007.SPSS 与统计分析.北京:电子工业出版社

张勤国.2005.医学统计方法.北京:科学出版社

赵耐青.2009.卫生统计学.上海:复旦大学出版社

周标主编.2004.卫生统计基础与护理科研.郑州:郑州大学出版社

Gudmund R. Iversen, Mary Gergen. 1997. Statistics the conceptual approach. New York:Springer-Verlag New York,Inc

Nancy L. Leech,Karen G. Barrett,George A. Morgan. 2008. SPSS for Intermediate Statistics:Use and Interpretation, Third Edition. USA:Lawrence Erlbaum Associates,Inc

Neil J. Salkind. Statistics for People Who (Think they) Hate Statistics, Third Edition. London: Sage Publications,Inc. 2008.

Robert R. Johnson, Patricia J, Kuby. 2010. STAT. USA:Cengage Learning,Inc

自测题参考答案

第1章　绪论

二、选择题

1. A　2. B　3. A　4. D　5. D　6. D　7. C　8. D　9. A　10. A　11. A　12. E　13. D

14. B

第2章　定量资料的统计描述

三、选择题

1. A　2. B　3. E　4. E　5. B　6. A　7. E　8. E　9. C　10. B　11. E　12. B

第3章　数值变量资料的统计推断

二、选择题

1. B　2. C　3. D　4. B　5. B　6. D　7. B　8. B　9. D

四、计算题

1. 根据资料,选用公式 $\bar{x} \pm us$ 计算95%医药参考值范围。选择公式 $\bar{x} \pm us_{\bar{x}}$ 计算95%置信区间。

2. 应进行样本均数与总体均数比较的 t 检验。

3. 应进行样本均数与总体均数比较的 t 检验。

4. 应进行配对设计 t 检验。

5. 应选用两样本均数的 t 检验。

6. 根据资料,应选用 μ 检验。

第4章　方差分析

一、选择题

1. B　2. D　3. E　4. D　5. A　6. D　7. B　8. A

第5章　秩和检验

二、选择题

1. C　2. D　3. A　4. B　5. C　6. A

四、计算题

1、2题为配对比较的资料,应用配对比较的符号秩和检验方法。

3、4题为两样本比较的资料,应用两样本比较的秩和检验方法。

5、6题为多个样本比较的资料,应用多个样本比较的秩和检验方法。

第6章　分类变量资料的统计描述

二、选择题

1. C　2. A

第7章　分类变量资料的统计推断

一、选择题

1. E　2. E　3. A　4. C　5. B　6. D　7. E　8. B　9. C　10. C

三、计算题

1.本题应用样本率与总体率比较 u 检验。

2.本题可以使用两样本率比较的 u 检验公式,也可以使用四格表 χ^2 检验公式。

3.本题有一个格子的理论频数 $T=3.86,1<T<5$,应用 χ^2 校正公式检验。

4.本题属配对分类变量资料的比较,应用 $\chi^2=\dfrac{(b-c)^2}{b+c}$ 进行检验。

5.本题属行×列表资料,应用 $\chi^2=n\left(\sum\dfrac{A^2}{n_R n_C}-1\right)$ 进行检验。

第8章 直线相关与回归

一、选择题

1.D 2.A 3.E 4.C 5.B 6.E 7.C 8.B

二、计算题

1.(1) 计算相关系数 $r=0.8227$。

(2) 假设检验 $t=4.09$。

2.$\hat{y}=-1.433+0.0535x$

3. 相关系数 $r=0.874,P<0.05$,回归方程为 $\hat{y}=-15.392+11.464x$,$P<0.05$

4.$r_s=0.676,P<0.05$,本题资料不服从双变量正态分布,宜计算等级相关系数。

第9章 统计表与统计图

一、选择题

1.E 2.C 3.D 4.C 5.A 6.E 7.C 8.E 9.C 10.E

附　　录

附表 1　标准正态曲线下的面积表

u	0	1	2	3	4	5	6	7	8	9
0.0	.0000	.0040	.0080	.0120	.0160	.0199	.0239	.0276	.0319	.0359
0.1	.0398	.0438	.0478	.0517	.0557	.0596	.0636	.0675	.0714	.0754
0.2	.0793	.0832	.0871	.0910	.0948	.0987	.1026	.1064	.1103	.1141
0.3	.1179	.1217	.1255	.1293	.1331	.1368	.1406	.1443	.1480	.1517
0.4	.1554	.1591	.1628	.1664	.1700	.1736	.1772	.1808	.1844	.1879
0.5	.1915	.1950	.1985	.2019	.2054	.2088	.2123	.2157	.2190	.2224
0.6	.2258	.2291	.2324	.2357	.2389	.2422	.2454	.2486	.2518	.2549
0.7	.2580	.2612	.2642	.2673	.2704	.2734	.2764	.2794	.2823	.2852
0.8	.2881	.2910	.2939	.2967	.2996	.3023	.3051	.3078	.3106	.3133
0.9	.3159	.3186	.3212	.3238	.3264	.3289	.3316	.3340	.3365	.3389
1.0	.3413	.3438	.3461	.3485	.3508	.3531	.3554	.3577	.3599	.3621
1.1	.3643	.3665	.3686	.3708	.3729	.3749	.3770	.3790	.3810	.3830
1.2	.3849	.3869	.3888	.3907	.3925	.3944	.3962	.3980	.3997	.4015
1.3	.4032	.4049	.4066	.4082	.4099	.4115	.4131	.4147	.4162	.4177
1.4	.4192	.4207	.4222	.4236	.4251	.4265	.4270	.4292	.4306	.4319
1.5	.4332	.4345	.4357	.4370	.4382	.4394	.4406	.4418	.4429	.4441
1.6	.4452	.4463	.4474	.4484	.4495	.4505	.4515	.4525	.4535	.4545
1.7	.4554	.4564	.4573	.4582	.4591	.4599	.4608	.4616	.4625	.4633
1.8	.4641	.4649	.4656	.4664	.4671	.4678	.4686	.4693	.4699	.4706
1.9	.4713	.4719	.4726	.4732	.4733	.4744	.4750	.4756	.4761	.4767
2.0	.4772	.4778	.4783	.4788	.4793	.4798	.4803	.4808	.4812	.4817
2.1	.4821	.4826	.4830	.4834	.4838	.4842	.4846	.4850	.4854	.4857
2.2	.4861	.4864	.4868	.4871	.4875	.4878	.4881	.4884	.4887	.4890
2.3	.4893	.4896	.4898	.4901	.4904	.4906	.4909	.4911	.4913	.4916
2.4	.4918	.4920	.4922	.4925	.4927	.4929	.4931	.4932	.4934	.4936
2.5	.4938	.4940	.4941	.4943	.4945	.4946	.4948	.4949	.4951	.4952
2.6	.4953	.4955	.4956	.4957	.4959	.4960	.4961	.4962	.4963	.4964
2.7	.4965	.4966	.4967	.4968	.4960	.4970	.4971	.4972	.4973	.4974
2.8	.4974	.4975	.4976	.4977	.4977	.4978	.4979	.4979	.4980	.4981
2.9	.4981	.4982	.4982	.4983	.4984	.4984	.4985	.4985	.4986	.4986
3.0	.4987	.4987	.4987	.4988	.4998	.4989	.4989	.4989	.4990	.4990
3.1	.4990	.4991	.4991	.4991	.4992	.4992	.4992	.4992	.4993	.4993
3.2	.4993	.4993	.4994	.4994	.4994	.4994	.4994	.4995	.4995	.4995
3.3	.4995	.4995	.4995	.4996	.4996	.4996	.4996	.4996	.4996	.4997
3.4	.4997	.4997	.4997	.4997	.4997	.4997	.4907	.4997	.4997	.4998
3.5	.4998	.4998	.4998	.4998	.4998	.4998	.4998	.4998	.4998	.4998
3.6	.4998	.4998	.4999	.4999	.4999	.4999	.4999	.4999	.4999	.4999
3.7	.4999	.4999	.4999	.4999	.4999	.4999	.4999	.4999	.4999	.4999
3.8	.4999	.4999	.4999	.4999	.4999	.4999	.4999	.4999	.4999	.4999
3.9	.5000	.5000	.5000	.5000	.5000	.5000	.5000	.5000	.5000	.5000

附表 2 t 值表

| 自由度 | 单侧 | 0.50 | 0.20 | 0.10 | 0.05 | 0.02 | 0.01 | 0.005 | 0.002 | 0.001 |
	双侧	0.25	0.10	0.05	0.025	0.01	0.005	0.0025	0.001	0.0005
1		1.000	3.078	6.314	12.706	31.821	63.657	127.321	318.309	636.619
2		0.816	1.886	2.920	4.303	6.965	9.925	14.089	22.327	31.599
3		0.765	1.638	2.353	3.182	4.541	5.841	7.453	10.215	12.924
4		0.741	1.533	2.132	2.776	3.747	4.604	5.598	7.173	8.610
5		0.727	1.476	2.015	2.571	3.365	4.032	4.773	5.893	6.869
6		0.718	1.440	1.943	2.447	3.143	3.707	4.317	5.208	5.959
7		0.711	1.415	1.895	2.365	2.998	3.499	4.029	4.785	5.408
8		0.706	1.397	1.860	2.306	2.896	3.355	3.833	4.501	5.041
9		0.703	1.383	1.833	2.262	2.821	3.250	3.690	4.297	4.781
10		0.700	1.372	1.812	2.228	2.764	3.169	3.581	4.144	4.587
11		0.697	1.363	1.796	2.201	2.718	3.106	3.497	4.025	4.437
12		0.695	1.356	1.782	2.179	2.681	3.055	3.428	3.930	4.318
13		0.694	1.350	1.771	2.160	2.650	3.012	3.372	3.852	4.221
14		0.692	1.345	1.761	2.145	2.624	2.977	3.326	3.787	4.140
15		0.691	1.341	1.753	2.131	2.602	2.947	3.286	3.733	4.073
16		0.690	1.337	1.746	2.120	2.583	2.921	3.252	3.686	4.015
17		0.689	1.333	1.740	2.110	2.567	2.898	3.222	3.646	3.965
18		0.688	1.330	1.734	2.101	2.552	2.878	3.197	3.610	3.922
19		0.688	1.328	1.729	2.093	2.539	2.861	3.174	3.579	3.883
20		0.687	1.325	1.725	2.086	2.528	2.845	3.153	3.552	3.850
21		0.686	1.323	1.721	2.080	2.518	2.831	3.135	3.527	3.819
22		0.686	1.321	1.717	2.074	2.508	2.819	3.119	3.505	3.792
23		0.685	1.319	1.714	2.069	2.500	2.807	3.104	3.485	3.768
24		0.685	1.318	1.711	2.064	2.492	2.797	3.091	3.467	3.745
25		0.684	1.316	1.708	2.060	2.485	2.787	3.078	3.450	3.725
26		0.684	1.315	1.706	2.056	2.479	2.779	3.067	3.435	3.707
27		0.684	1.314	1.703	2.052	2.473	2.771	3.057	3.421	3.690
28		0.683	1.313	1.701	2.048	2.467	2.763	3.047	3.408	3.674
29		0.683	1.311	1.699	2.045	2.462	2.756	3.038	3.396	3.659
30		0.683	1.310	1.697	2.042	2.457	2.750	3.030	3.385	3.646
31		0.682	1.309	1.696	2.040	2.453	2.744	3.022	3.375	3.633
32		0.682	1.309	1.694	2.037	2.449	2.738	3.015	3.365	3.622
33		0.682	1.308	1.692	2.035	2.445	2.733	3.008	3.356	3.611
34		0.682	1.307	1.091	2.032	2.441	2.728	3.002	3.348	3.601
35		0.682	1.306	1.690	2.030	2.438	2.724	2.996	3.340	3.591
36		0.681	1.306	1.688	2.028	2.434	2.719	2.990	3.333	3.582
37		0.681	1.305	1.687	2.026	2.431	2.715	2.985	3.326	3.574
38		0.681	1.304	1.686	2.024	2.429	2.712	2.980	3.319	3.566
39		0.681	1.304	1.685	2.023	2.426	2.708	2.976	3.313	3.558
40		0.681	1.303	1.684	2.021	2.423	2.704	2.971	3.307	3.551
50		0.679	1.299	1.676	2.009	2.403	2.678	2.937	3.261	3.496
60		0.679	1.296	1.671	2.000	2.390	2.660	2.915	3.232	3.460
70		0.678	1.294	1.667	1.994	2.381	2.648	2.899	3.211	3.436
80		0.678	1.292	1.664	1.990	2.374	2.639	2.887	3.195	3.416
90		0.677	1.291	1.662	1.987	2.368	2.632	2.878	3.183	3.402
100		0.677	1.290	1.660	1.984	2.364	2.626	2.871	3.174	3.390
200		0.676	1.286	1.653	1.972	2.345	2.601	2.839	3.131	3.340
500		0.675	1.283	1.648	1.965	2.334	2.586	2.820	3.107	3.310
1000		0.675	1.282	1.646	1.962	2.330	2.581	2.813	3.098	3.300
∞		0.6745	1.2816	1.6449	1.9600	2.3263	2.5758	2.8070	3.0902	3.2905

注:表上右上角图中的阴影部分表示概率 P, $P(2)$是双侧的概率, $P(1)$是单侧的概率, n'是自由度。

附表 3-1　随机数字表

编号	1	2	3	5	6	6	7	8	9	10	11	12	13	14	15	16	17	18	19	20	21	22	23	24	25
1	03	47	43	73	86	36	96	47	36	61	46	98	63	71	62	33	26	16	80	45	60	11	14	10	95
2	97	74	24	67	62	42	81	14	57	20	42	53	32	37	32	27	07	36	07	51	24	51	79	89	73
3	16	76	62	27	66	56	50	26	71	07	32	90	79	78	53	13	55	38	58	59	88	97	54	14	10
4	12	56	85	99	26	96	96	68	27	31	05	03	72	93	15	57	12	10	14	21	88	26	49	81	76
5	55	59	56	35	64	38	54	82	46	22	31	62	43	09	90	06	18	44	32	53	23	83	01	30	30
6	16	22	77	94	39	49	54	43	54	82	17	37	93	23	78	87	35	20	96	43	84	26	34	91	64
7	84	42	17	53	31	57	24	55	06	88	77	04	74	47	67	21	76	33	50	25	83	92	12	06	76
8	63	01	63	78	59	16	95	55	67	19	98	10	50	71	75	12	86	73	58	07	44	39	52	38	79
9	33	21	12	34	29	78	64	56	07	82	52	42	07	44	38	15	51	00	13	42	99	66	02	79	54
10	57	60	86	32	44	09	47	27	96	54	49	17	46	09	62	90	52	84	77	27	08	02	73	43	28
11	18	18	07	92	46	44	17	16	58	09	79	83	86	19	62	06	76	50	03	10	55	23	64	05	05
12	26	62	38	97	75	84	16	07	44	99	83	11	46	32	24	20	14	85	88	45	10	93	72	88	71
13	23	42	40	64	74	82	97	77	77	81	07	45	32	14	08	32	98	94	07	72	93	85	79	10	75
14	52	36	28	19	95	50	92	26	11	97	00	56	76	31	38	80	22	02	53	53	86	60	42	04	53
15	37	85	94	35	12	83	39	50	08	30	42	34	07	96	88	54	42	06	87	98	35	85	29	48	39
16	70	29	17	12	13	40	33	20	38	26	13	89	51	03	74	17	76	37	13	04	07	74	21	19	30
17	56	62	18	37	35	96	83	50	87	75	97	12	25	93	47	70	33	24	03	54	97	77	46	44	80
18	99	49	57	22	77	88	42	95	45	72	16	64	36	16	00	04	43	18	66	79	94	77	24	21	90
19	16	08	15	04	72	33	27	14	34	09	45	59	34	68	49	12	72	07	34	45	99	27	72	95	14
20	31	16	93	32	43	50	27	89	87	19	20	15	37	00	49	52	85	66	60	44	38	68	88	11	80
21	68	34	30	13	70	55	74	30	77	40	44	22	78	84	26	04	33	46	09	52	68	07	97	06	57
22	74	57	25	65	76	59	29	97	68	60	71	91	38	67	54	13	58	18	24	76	15	54	55	95	52
23	27	42	37	86	53	48	55	90	65	72	96	57	69	36	10	96	46	92	42	45	97	60	49	04	91
24	00	39	68	29	61	66	37	32	20	30	77	84	57	03	29	10	45	65	04	26	11	04	96	67	24
25	29	94	98	94	24	68	49	69	10	82	53	75	91	93	30	34	25	20	57	27	40	48	73	51	92
26	16	90	82	66	59	83	62	64	11	12	67	19	00	71	74	60	47	21	29	68	02	02	37	03	31
27	11	27	94	75	06	06	09	19	74	66	02	94	37	34	02	76	70	90	30	86	38	45	94	30	38
28	35	24	10	16	20	33	32	51	26	38	79	78	45	04	91	16	92	53	56	16	02	75	50	95	98
29	38	23	16	86	38	42	38	97	01	50	87	75	66	81	41	40	01	74	91	62	48	51	84	08	32
30	31	96	25	91	47	96	44	33	49	13	34	86	82	53	91	00	52	43	48	85	27	55	26	89	62
31	66	67	40	67	14	64	05	71	95	86	11	05	65	09	68	76	83	20	37	90	57	16	00	11	66
32	14	90	84	45	11	75	73	88	05	90	52	27	41	14	86	22	98	12	22	08	07	52	74	95	80
33	68	05	51	18	00	33	96	02	75	19	07	60	62	93	55	59	33	82	43	90	49	37	38	44	59
34	20	46	78	73	90	97	51	40	14	02	04	02	33	31	08	39	54	16	49	36	47	95	93	13	30
35	64	19	58	97	79	15	06	15	93	20	01	90	10	75	06	40	78	73	89	62	02	67	74	17	33
36	05	26	93	70	60	22	35	85	15	13	92	03	51	59	77	59	56	78	06	83	52	91	05	70	74
37	07	97	10	88	23	09	98	42	99	64	61	71	62	99	15	06	51	29	16	93	58	05	77	09	51
38	68	71	86	85	85	54	87	66	47	54	73	32	08	11	12	44	95	92	63	16	29	56	24	29	48
39	26	99	61	65	53	58	37	78	80	70	42	10	50	67	42	32	17	55	85	74	94	44	67	16	94
40	14	65	52	68	75	87	59	36	22	41	26	78	63	06	55	13	08	27	01	50	15	29	39	39	43
41	17	53	77	58	71	71	41	61	50	72	12	41	94	96	26	44	95	27	36	99	02	96	74	30	83
42	90	26	59	21	19	23	52	23	33	12	96	93	02	18	39	07	02	18	36	07	25	99	32	70	23
43	41	23	52	55	99	31	04	49	69	96	10	47	48	45	88	13	41	43	89	20	97	17	14	49	17
44	60	20	50	81	69	31	99	73	68	68	35	81	33	03	76	24	30	12	48	60	18	99	10	72	34
45	91	25	38	05	90	94	58	28	41	36	45	37	59	03	09	90	35	57	29	12	82	62	54	65	60
46	34	50	57	74	37	98	80	33	00	91	09	77	93	19	82	74	94	80	04	04	45	07	31	66	49
47	85	22	04	39	43	73	81	53	94	79	33	62	46	86	28	08	31	54	46	31	53	94	13	38	47
48	09	79	13	77	48	73	82	97	22	21	05	03	27	24	83	72	89	44	05	60	35	80	39	94	88
49	88	75	80	18	14	22	95	75	42	49	39	32	82	22	49	02	48	07	70	37	16	04	61	67	87
50	90	96	23	70	00	39	00	03	06	90	55	85	78	38	36	94	37	30	69	32	90	89	00	76	33

附表 3-2   随机数字表

编号	1	2	3	5	6	6	7	8	9	10	11	12	13	14	15	16	17	18	19	20	21	22	23	24	25
1	53	74	23	99	67	61	32	28	69	84	94	62	67	86	24	98	33	41	19	95	47	53	53	38	09
2	63	38	06	86	54	99	00	65	26	94	02	82	90	23	07	79	62	67	80	60	75	91	12	81	19
3	35	30	58	21	46	06	72	17	10	94	25	21	31	75	96	49	28	24	00	49	55	65	79	78	07
4	63	43	36	82	69	65	51	18	37	88	61	38	44	12	45	32	92	85	88	65	54	34	81	85	35
5	98	25	37	55	26	01	91	82	81	46	74	71	12	94	97	24	02	71	37	07	03	92	18	66	75
6	02	63	21	17	69	71	50	80	89	56	38	15	70	11	48	43	40	45	86	98	00	83	26	91	03
7	64	55	22	21	82	48	22	28	06	00	61	54	13	43	91	82	78	12	23	29	06	66	24	12	27
8	85	07	26	13	89	01	10	07	82	04	59	63	69	36	03	69	11	15	83	80	13	29	54	19	28
9	58	54	16	24	15	51	54	44	82	00	62	61	65	04	69	38	18	65	18	97	85	72	13	49	21
10	34	85	27	84	87	61	48	64	56	26	90	18	48	13	26	37	70	15	42	57	65	65	80	39	07
11	03	92	18	27	46	57	99	16	96	56	30	33	72	85	22	84	64	38	56	98	99	01	30	98	64
12	62	95	30	27	59	37	75	41	66	48	86	97	80	61	45	23	53	04	01	63	45	76	08	64	27
13	08	45	93	15	22	60	21	75	46	91	98	77	27	85	42	28	88	61	08	84	69	62	03	42	73
14	07	08	55	18	40	45	44	75	13	90	24	94	96	61	02	57	55	66	83	15	73	42	37	11	61
15	01	85	89	95	66	51	10	19	34	88	15	84	97	19	75	12	76	39	43	78	64	63	91	08	25
16	72	84	71	14	35	19	11	58	49	26	50	11	17	17	76	86	31	57	20	18	95	60	78	46	75
17	88	78	28	16	84	13	52	53	94	53	75	45	69	30	96	73	89	65	70	31	99	17	43	48	76
18	45	17	75	65	57	28	40	19	72	12	25	12	74	75	67	60	40	60	81	19	24	62	01	61	16
19	96	76	28	12	54	22	01	11	94	25	71	96	16	16	88	68	64	36	74	45	19	59	60	88	92
20	43	31	67	72	30	24	02	94	08	63	38	32	36	66	02	69	36	38	25	39	48	03	45	15	22
21	50	44	66	44	21	66	06	58	05	62	63	15	54	35	02	42	35	48	96	32	14	52	41	52	48
22	22	66	22	15	86	26	63	75	41	99	58	42	36	72	24	58	37	52	18	51	03	37	18	39	11
23	96	24	40	14	51	23	22	30	88	57	95	67	47	29	83	94	69	40	06	07	18	16	36	78	86
24	31	73	91	61	19	60	20	72	93	48	98	57	07	23	69	65	95	39	69	58	56	80	30	19	44
25	78	60	73	99	84	43	89	94	36	45	56	69	47	07	41	90	22	91	07	12	78	35	34	08	72
26	84	37	90	61	56	70	10	23	98	05	85	11	34	76	60	76	48	45	34	60	01	64	18	39	96
27	36	67	10	08	23	98	93	35	08	86	99	29	76	29	81	33	34	91	58	93	63	14	52	32	52
28	07	28	59	07	48	89	64	58	89	75	83	85	62	27	89	30	14	78	56	27	86	63	59	80	02
29	10	15	83	87	60	79	24	31	66	56	21	48	24	06	93	91	98	94	05	49	01	47	59	38	00
30	55	19	68	97	65	03	73	52	16	56	00	53	55	90	27	33	42	29	38	87	22	13	88	83	34
31	53	81	29	13	39	35	01	20	71	34	62	33	74	82	14	53	73	19	09	03	56	54	29	56	93
32	51	86	32	68	92	33	98	74	66	99	40	14	71	94	58	45	94	19	38	81	14	44	99	81	07
33	35	91	70	29	13	80	03	54	07	27	96	94	78	32	66	50	95	52	74	33	13	80	55	62	54
34	37	71	67	95	13	20	02	44	95	94	64	85	04	05	72	01	32	90	76	14	53	89	74	60	41
35	93	66	13	83	27	92	79	64	64	72	28	54	96	53	84	48	14	52	98	94	56	07	93	89	30
36	02	96	08	45	65	13	05	00	41	84	93	07	54	72	59	21	45	57	09	77	19	48	56	27	44
37	49	83	43	48	35	82	88	33	69	96	72	36	04	19	76	47	45	15	18	60	82	11	08	95	97
38	84	60	71	62	46	40	80	81	30	37	34	39	23	05	38	25	15	35	71	30	88	12	57	21	77
39	18	17	30	88	71	44	91	14	88	47	89	23	30	63	15	56	34	20	47	89	99	82	93	24	98
40	79	69	10	61	78	71	32	76	95	62	87	00	22	58	40	92	54	01	75	25	43	11	71	99	31
41	75	93	36	57	83	56	20	14	82	11	74	21	97	90	65	96	42	68	63	86	74	54	13	26	94
42	38	30	92	29	03	06	28	81	39	38	62	25	06	84	63	61	29	08	93	67	04	32	92	08	09
43	51	29	50	10	34	31	57	75	95	80	51	97	02	74	77	76	15	48	49	44	18	55	63	77	09
44	21	31	38	86	24	37	79	81	53	74	73	24	16	10	33	52	83	90	94	76	70	47	14	54	36
45	29	01	23	87	82	58	02	39	37	67	42	10	14	20	92	16	55	23	42	45	54	96	09	11	06
46	95	33	95	22	00	18	74	72	00	18	38	79	58	69	32	81	76	80	26	92	82	80	84	25	39
47	90	84	60	79	80	24	36	59	87	38	82	07	53	89	35	96	35	23	79	18	05	98	90	07	35
48	46	40	62	98	82	54	97	20	56	95	15	74	80	08	32	16	46	70	50	80	67	72	16	42	79
49	20	31	89	03	43	38	46	82	68	72	32	14	82	99	70	80	60	47	18	97	63	49	30	21	30
50	71	59	73	05	50	08	22	23	71	77	91	01	93	20	49	82	96	59	26	94	66	39	67	98	60

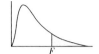

附表 4-1　F 值表(方差分析用)　P = 0.05

分母的自由度	分子的自由度															分母的自由度
	1	2	3	4	5	6	7	8	9	10	12	14	16	18	20	
1	161	200	216	225	230	234	237	239	241	242	244	245	246	247	248	1
2	18.5	19.0	19.2	19.2	19.3	19.3	19.4	19.4	19.4	19.4	19.4	19.4	19.4	19.4	19.4	2
3	10.1	9.55	9.28	9.12	9.01	8.94	8.89	8.85	8.81	8.79	8.74	8.71	8.69	8.67	8.66	3
4	7.71	6.94	6.59	6.39	6.26	6.16	6.09	6.04	6.00	5.96	5.91	5.87	5.84	5.82	5.80	4
5	6.61	5.79	5.41	5.19	5.05	4.95	4.88	4.82	4.77	4.74	4.68	4.64	4.60	4.58	4.56	5
6	5.99	5.14	4.76	4.53	4.39	4.28	4.21	4.15	4.10	4.06	4.00	3.96	3.92	3.90	3.87	6
7	5.59	4.74	4.35	4.12	3.97	3.87	3.79	3.73	3.68	3.64	3.57	3.53	3.49	3.47	3.44	7
8	5.32	4.46	4.07	3.84	3.69	3.58	3.50	3.44	3.39	3.35	3.28	3.24	3.20	3.17	3.15	8
9	5.12	4.26	3.86	3.63	3.48	3.37	3.29	3.23	3.18	3.14	3.07	3.03	2.99	2.96	2.94	9
10	4.96	4.10	3.71	3.48	3.33	3.22	3.14	3.07	3.02	2.98	2.91	2.86	2.83	2.80	2.77	10
11	4.84	3.98	3.59	3.36	3.20	3.09	3.01	2.95	2.90	2.85	2.79	2.74	2.70	2.67	2.65	11
12	4.75	3.89	3.49	3.26	3.11	3.00	2.91	2.85	2.80	2.75	2.69	2.64	2.60	2.57	2.54	12
13	4.67	3.81	3.41	3.18	3.03	2.92	2.83	2.77	2.71	2.67	2.60	2.55	2.51	2.48	2.46	13
14	4.60	3.74	3.34	3.11	2.96	2.85	2.76	2.70	2.65	2.60	2.53	2.48	2.44	2.41	2.39	14
15	4.54	3.68	3.29	3.06	2.90	2.79	2.71	2.64	2.59	2.54	2.48	2.42	2.38	2.35	2.33	15
16	4.49	3.63	3.24	3.01	2.85	2.74	2.66	2.59	2.54	2.49	2.42	2.37	2.33	2.30	2.28	16
17	4.45	3.59	3.20	2.96	2.81	2.70	2.61	2.55	2.49	2.45	2.38	2.33	2.29	2.26	2.23	17
18	4.41	3.55	3.16	2.93	2.77	2.66	2.58	2.51	2.46	2.41	2.34	2.29	2.25	2.22	2.19	18
19	4.38	3.52	3.13	2.90	2.74	2.63	2.54	2.48	2.42	2.38	2.31	2.26	2.21	2.18	2.16	19
20	4.35	3.49	3.10	2.87	2.71	2.60	2.51	2.45	2.39	2.35	2.28	2.22	2.18	2.15	2.12	20
21	4.32	3.47	3.07	2.84	2.68	2.57	2.49	2.42	2.37	2.32	2.25	2.20	2.16	2.12	2.10	21
22	4.30	3.44	3.05	2.82	2.66	2.55	2.46	2.40	2.34	2.30	2.23	2.17	2.13	2.10	2.07	22
23	4.28	3.42	3.03	2.80	2.64	2.53	2.44	2.37	2.32	2.27	2.20	2.15	2.11	2.07	2.05	23
24	4.26	3.40	3.01	2.78	2.62	2.51	2.42	2.36	2.30	2.25	2.18	2.13	2.09	2.05	2.03	24
25	4.24	3.39	2.99	2.76	2.60	2.49	2.40	2.34	2.28	2.24	2.16	2.11	2.07	2.04	2.01	25
26	4.23	3.37	2.98	2.74	2.59	2.47	2.39	2.32	2.27	2.22	2.15	2.09	2.05	2.02	1.99	26
27	4.21	3.35	2.96	2.73	2.57	2.46	2.37	2.31	2.25	2.20	2.13	2.08	2.04	2.00	1.97	27
28	4.20	3.34	2.95	2.71	2.56	2.45	2.36	2.29	2.24	2.19	2.12	2.06	2.02	1.99	1.96	28
29	4.18	3.33	2.93	2.70	2.55	2.43	2.35	2.28	2.22	2.18	2.10	2.05	2.01	1.97	1.94	29
30	4.17	3.32	2.92	2.69	2.53	2.42	2.33	2.27	2.21	2.16	2.09	2.04	1.99	1.96	1.93	30
32	4.15	3.29	2.90	2.67	2.51	2.40	2.31	2.24	2.19	2.14	2.07	2.01	1.97	1.94	1.91	32
34	4.13	3.28	2.88	2.65	2.49	2.38	2.29	2.23	2.17	2.12	2.05	1.99	1.95	1.92	1.89	34
36	4.11	3.26	2.87	2.63	2.48	2.36	2.28	2.21	2.15	2.11	2.03	1.98	1.93	1.90	1.87	36
38	4.10	3.24	2.85	2.62	2.46	2.35	2.26	2.19	2.14	2.09	2.02	1.96	1.92	1.88	1.85	38
40	4.08	3.23	2.84	2.61	2.45	2.34	2.25	2.18	2.12	2.08	2.00	1.95	1.90	1.87	1.84	40
42	4.07	3.22	2.83	2.59	2.44	2.32	2.24	2.17	2.11	2.06	1.99	1.93	1.89	1.86	1.83	42
44	4.06	3.21	2.82	2.58	2.43	2.31	2.23	2.16	2.10	2.05	1.98	1.92	1.88	1.84	1.81	44
46	4.05	3.20	2.81	2.57	2.42	2.30	2.22	2.15	2.09	2.04	1.97	1.91	1.87	1.83	1.80	46
48	4.04	3.19	2.80	2.57	2.41	2.29	2.21	2.14	2.08	2.03	1.96	1.90	1.86	1.82	1.79	48
50	4.03	3.18	2.79	2.56	2.40	2.29	2.20	2.13	2.07	2.03	1.95	1.89	1.85	1.81	1.78	50
60	4.00	3.15	2.76	2.53	2.37	2.25	2.17	2.10	2.04	1.99	1.92	1.86	1.82	1.78	1.75	60
80	3.96	3.11	2.72	2.49	2.33	2.21	2.13	2.06	2.00	1.95	1.88	1.82	1.77	1.73	1.70	80
100	3.94	3.09	2.70	2.46	2.31	2.19	2.10	2.03	1.97	1.93	1.85	1.79	1.75	1.71	1.68	100
125	3.92	3.07	2.68	2.44	2.29	2.17	2.08	2.01	1.96	1.91	1.83	1.77	1.72	1.69	1.65	125
150	3.90	3.06	2.66	2.43	2.27	2.16	2.07	2.00	1.94	1.89	1.82	1.76	1.71	1.67	1.64	150
200	3.89	3.04	2.65	2.42	2.26	2.14	2.06	1.98	1.93	1.88	1.80	1.74	1.69	1.66	1.62	200
300	3.87	3.03	2.63	2.40	2.24	2.13	2.04	1.97	1.91	1.86	1.78	1.72	1.68	1.64	1.61	300
500	3.86	3.01	2.62	2.39	2.23	2.12	2.03	1.96	1.90	1.85	1.77	1.71	1.66	1.62	1.59	500
1000	3.85	3.00	2.61	2.38	2.22	2.11	2.02	1.95	1.89	1.84	1.76	1.70	1.65	1.61	1.58	1000
∞	3.84	3.00	2.60	2.37	2.21	2.10	2.01	1.94	1.88	1.83	1.75	1.69	1.64	1.60	1.57	∞

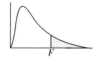

附表 4-2　F 值表(方差分析用)　　P = 0.05

分母的	分子的自由度															分母的
自由度	22	24	26	28	30	35	40	45	50	60	80	100	200	500	1000	自由度
1	249	249	249	250	250	251	251	251	252	252	252	253	254	254	254	1
2	19.5	19.5	19.5	19.5	19.5	19.5	19.5	19.5	19.5	19.5	19.5	19.5	19.5	19.5	19.5	2
3	8.65	8.64	8.63	8.62	8.62	8.60	8.59	8.59	8.58	8.57	8.56	8.55	8.54	8.53	8.53	3
4	5.79	5.77	5.76	5.75	5.75	5.73	5.72	5.71	5.70	7.69	5.67	5.66	5.65	5.64	5.63	4
5	4.54	5.53	4.52	4.50	4.50	4.48	4.46	4.45	4.44	4.43	4.41	4.41	4.39	4.37	4.37	5
6	3.86	3.84	3.83	3.82	3.81	3.79	3.77	3.76	3.75	3.74	3.72	3.71	3.69	3.68	3.67	6
7	3.43	3.41	3.40	3.39	3.38	3.36	3.34	3.33	3.32	3.30	3.29	3.27	3.25	3.24	3.23	7
8	3.13	3.12	3.10	3.09	3.08	3.06	3.04	3.03	3.02	3.01	2.99	2.97	2.95	2.94	2.93	8
9	2.92	2.90	2.89	2.87	2.83	2.84	2.83	2.81	2.80	2.79	2.77	2.76	2.73	2.72	2.71	9
10	2.75	2.74	2.72	2.71	2.70	2.68	2.66	2.65	2.64	2.62	2.60	2.59	2.56	2.55	0.54	10
11	2.63	2.61	2.59	2.58	2.57	2.55	2.53	2.52	2.51	2.49	2.47	2.46	2.43	2.42	2.40	11
12	2.52	2.51	2.49	2.48	2.47	2.44	2.43	2.41	2.40	2.38	2.36	2.35	2.32	2.31	2.30	12
13	2.44	2.42	2.41	2.39	2.38	2.36	2.34	2.33	2.31	2.30	2.27	2.26	2.23	2.22	2.21	13
14	2.37	2.35	2.33	2.32	2.31	2.28	2.27	2.25	2.24	2.22	2.20	2.19	2.16	2.14	2.13	14
15	2.31	2.29	2.27	2.26	2.25	2.22	2.20	2.19	2.18	2.16	2.14	2.12	2.10	2.08	2.07	15
16	2.25	2.24	2.22	2.21	2.19	2.17	2.15	2.14	2.12	2.11	2.08	2.07	2.04	2.02	2.01	16
17	2.21	2.19	2.17	2.16	2.15	2.12	2.10	2.09	2.08	2.06	2.03	2.02	1.99	1.97	1.96	17
18	2.17	2.15	2.13	2.12	2.11	2.08	2.06	2.05	2.04	2.02	1.99	1.98	1.95	1.93	1.92	18
19	2.13	2.11	2.10	2.08	2.07	2.05	2.03	2.01	2.00	1.98	1.96	1.94	1.91	1.89	1.88	19
20	2.10	2.08	2.07	2.05	2.04	2.01	1.99	1.98	1.97	1.95	1.92	1.91	1.88	1.86	1.84	20
21	2.07	2.05	2.04	2.02	2.01	1.98	1.96	1.95	1.94	1.92	1.89	1.88	1.84	1.82	1.81	21
22	2.05	2.03	2.01	2.00	1.98	1.96	1.94	1.92	1.91	1.89	1.86	1.85	1.82	1.80	1.78	22
23	2.02	2.00	1.99	1.97	1.96	1.93	1.91	1.90	1.88	1.86	1.84	1.82	1.79	1.77	1.76	23
24	2.00	1.98	1.97	1.95	1.94	1.91	1.89	1.88	1.86	1.84	1.82	1.80	1.77	1.75	1.73	24
25	1.98	1.96	1.95	1.93	1.92	1.89	1.87	1.86	1.84	1.82	1.80	1.78	1.75	1.73	1.71	25
26	1.97	1.95	1.93	1.91	1.90	1.87	1.85	1.84	1.82	1.80	1.78	1.76	1.73	1.71	1.69	26
27	1.95	1.93	1.91	1.90	1.88	1.86	1.84	1.82	1.81	1.79	1.76	1.74	1.71	1.69	1.67	27
28	1.93	1.91	1.90	1.88	1.87	1.84	1.82	1.80	1.79	1.77	1.74	1.73	1.69	1.67	1.65	28
29	1.92	1.90	1.88	1.87	1.85	1.83	1.81	1.79	1.77	1.75	1.73	1.71	1.67	1.65	1.64	29
30	1.91	1.89	1.87	1.85	1.84	1.81	1.79	1.77	1.76	1.74	1.71	1.70	1.66	1.64	1.62	30
32	1.88	1.86	1.85	1.83	1.82	1.79	1.77	1.75	1.74	1.71	1.69	1.67	1.63	1.61	1.59	32
34	1.86	1.84	1.82	1.80	1.80	1.77	1.75	1.73	1.71	1.69	1.66	1.65	1.61	1.59	1.57	34
36	1.85	1.82	1.81	1.79	1.78	1.75	1.73	1.71	1.69	1.67	1.64	1.62	1.59	1.56	1.55	36
38	1.83	1.81	1.79	1.77	1.76	1.73	1.71	1.69	1.68	1.65	1.62	1.61	1.57	1.54	1.53	38
40	1.81	1.79	1.77	1.76	1.74	1.72	1.69	1.67	1.66	1.64	1.61	1.59	1.55	1.53	1.51	40
42	1.80	1.78	1.76	1.74	1.73	1.70	1.68	1.66	1.65	1.62	1.59	1.57	1.53	1.51	1.49	42
44	1.79	1.77	1.75	1.73	1.72	1.69	1.67	1.65	1.63	1.61	1.58	1.56	1.52	1.49	1.48	44
46	1.78	1.76	1.74	1.72	1.71	1.68	1.65	1.64	1.62	1.60	1.57	1.55	1.51	1.48	1.46	46
48	1.77	1.75	1.73	1.71	1.70	1.67	1.64	1.62	1.61	1.59	1.56	1.54	1.49	1.47	1.45	48
50	1.76	1.74	1.72	1.70	1.69	1.66	1.63	1.61	1.60	1.58	1.54	1.52	1.48	1.46	1.44	50
60	1.72	1.70	1.68	1.66	1.65	1.62	1.59	1.57	1.56	1.53	1.50	1.48	1.44	1.41	1.39	60
80	1.68	1.65	1.63	1.62	1.60	1.57	1.54	1.52	1.51	1.48	1.45	1.43	1.38	1.35	1.32	80
100	1.65	1.63	1.61	1.59	1.57	1.54	1.52	1.49	1.48	1.45	1.41	1.39	1.34	1.31	1.28	100
125	1.63	1.60	1.58	1.57	1.55	1.52	1.49	1.47	1.45	1.42	1.39	1.36	1.31	1.27	1.25	125
150	1.61	1.59	1.57	1.55	1.53	1.50	1.48	1.45	1.44	1.41	1.37	1.34	1.29	1.25	1.22	150
200	1.60	1.57	1.55	1.53	1.52	1.48	1.46	1.43	1.41	1.39	1.35	1.32	1.26	1.22	1.19	200
300	1.58	1.55	1.53	1.51	1.50	1.46	1.43	1.41	1.39	1.36	1.32	1.30	1.23	1.19	1.15	300
500	1.56	1.54	1.52	1.50	1.48	1.45	1.42	1.40	1.38	1.34	1.30	1.28	1.21	1.16	1.11	500
1000	1.55	1.53	1.51	1.49	1.47	1.44	1.41	1.38	1.36	1.33	1.29	1.26	1.19	1.13	1.08	1000
∞	1.54	1.52	1.50	1.48	1.46	1.42	1.39	1.37	1.35	1.32	1.27	1.24	1.17	1.11	1.00	∞

表 4-3　F 值表(方差分析用)　P = 0.01

分母的自由度	分子的自由度															分母的自由度
	1	2	3	4	5	6	7	8	9	10	12	14	16	18	20	
1	4052	5000	5403	5625	5754	5859	5928	5981	6022	6056	6106	6142	6169	6190	6209	1
2	98.5	99.0	99.2	99.2	99.3	99.3	99.4	99.4	99.4	99.4	99.4	99.4	99.4	99.4	99.4	2
3	34.1	30.8	29.5	28.7	28.2	27.9	27.7	27.5	27.3	27.2	27.1	26.9	26.8	26.8	26.7	3
4	21.2	18.0	16.7	16.0	15.5	15.2	15.0	14.8	14.7	14.5	14.4	14.2	14.2	14.1	14.0	4
5	16.3	13.3	12.1	11.4	11.0	10.7	10.5	10.3	10.2	10.1	9.89	9.77	9.68	9.61	9.55	5
6	13.7	10.9	9.78	9.15	8.75	8.47	8.26	8.10	7.98	7.87	7.72	7.60	7.52	7.45	7.40	6
7	12.2	9.55	8.45	7.85	7.46	7.19	6.99	6.84	6.72	6.62	6.47	6.36	6.27	6.21	6.16	7
8	11.3	8.65	7.59	7.01	6.63	6.37	6.18	6.03	5.91	5.81	5.67	5.56	5.48	5.41	5.36	8
9	10.6	8.02	6.99	6.42	6.06	5.80	5.61	5.47	5.35	5.26	5.11	5.00	4.92	4.86	4.81	9
10	10.0	7.56	6.55	5.99	5.64	5.39	5.20	5.06	4.94	4.85	4.71	4.60	4.52	4.46	4.41	10
11	9.65	7.21	6.22	5.67	5.32	5.07	4.89	4.74	4.63	4.54	4.40	4.29	4.21	4.15	4.10	11
12	9.33	6.93	5.95	5.41	5.06	4.82	4.64	4.50	4.39	4.30	4.16	4.05	3.97	3.91	3.86	12
13	9.07	6.70	5.74	5.21	4.86	4.62	4.44	4.30	4.19	4.10	2.96	3.86	3.73	3.71	3.66	13
14	8.86	6.51	5.56	5.04	4.70	4.46	4.23	4.14	4.03	3.94	3.80	3.70	3.62	3.56	3.51	14
15	8.68	6.36	5.42	4.89	4.56	4.32	4.14	4.00	3.89	3.80	3.67	3.56	3.49	3.42	3.37	15
16	8.53	6.23	5.29	4.77	4.44	4.20	4.03	3.89	3.78	3.69	3.55	3.45	3.37	3.31	3.26	16
17	8.40	6.11	5.18	4.67	4.34	4.10	3.93	3.79	3.68	3.59	3.46	3.35	3.27	3.21	3.16	17
18	8.29	6.01	5.39	4.58	4.25	4.01	3.84	3.71	3.60	3.51	3.37	3.27	3.19	3.13	3.68	18
19	8.18	5.93	5.01	4.50	4.17	3.94	3.77	3.63	3.52	3.43	3.30	3.10	3.12	3.05	3.00	19
20	8.10	5.85	4.94	4.43	4.10	3.37	3.70	3.56	3.46	3.37	3.23	3.13	3.05	2.99	2.94	20
21	8.02	5.78	4.87	4.37	4.04	3.81	3.64	3.51	3.40	3.31	3.17	3.07	2.99	2.93	2.88	21
22	7.95	5.72	4.82	4.31	3.99	3.76	3.59	3.45	3.35	3.26	3.12	3.02	2.94	2.88	2.83	22
23	7.88	5.66	4.76	4.26	3.94	3.71	3.54	3.41	3.30	3.21	3.07	2.97	2.89	2.83	2.78	23
24	7.82	5.61	4.72	4.22	3.90	3.67	3.50	3.36	3.26	3.17	3.03	2.93	2.85	2.79	2.74	24
25	7.77	5.57	4.68	4.18	3.86	3.63	3.46	3.32	3.22	3.13	2.99	2.89	2.81	2.75	2.70	25
26	7.72	5.53	4.64	4.14	3.82	3.59	3.42	3.29	3.18	3.09	2.96	2.86	2.78	2.72	2.66	26
27	7.68	5.49	4.60	4.11	3.78	3.56	3.39	3.26	3.15	3.06	2.93	2.82	2.75	2.68	2.63	27
28	7.64	5.45	4.57	4.07	3.75	3.53	3.36	3.23	3.12	3.03	2.90	2.79	2.72	2.65	2.60	28
29	7.60	5.42	4.54	4.04	3.73	3.50	3.33	3.20	3.09	3.00	2.87	2.77	2.69	2.62	2.57	29
30	7.56	5.39	4.51	4.02	3.70	3.47	3.30	3.17	3.07	2.98	2.84	2.74	2.66	2.60	2.55	30
32	7.50	5.34	4.46	3.07	3.65	3.43	3.26	3.13	3.02	2.93	2.80	2.70	2.62	2.55	2.50	32
34	7.44	5.29	4.42	3.93	3.61	3.39	3.22	3.09	2.98	2.89	2.76	2.66	2.58	2.51	2.46	34
36	7.40	5.25	4.38	3.89	3.57	3.35	3.18	3.05	2.95	2.86	2.72	2.62	2.54	2.48	2.43	36
38	7.35	5.21	4.34	3.86	3.54	3.32	3.15	3.02	2.92	2.83	2.69	2.59	2.51	2.45	2.40	38
40	7.31	5.18	4.31	3.83	3.51	3.29	3.12	2.99	2.89	2.80	2.66	2.56	2.48	2.42	2.37	40
42	7.28	5.15	4.29	3.80	3.49	3.27	3.10	2.97	2.86	2.78	2.64	2.54	2.46	2.40	2.34	42
44	7.25	5.12	4.26	3.78	3.47	3.24	3.08	2.95	2.84	2.75	2.62	2.52	2.44	2.37	2.32	44
46	7.22	5.10	4.24	3.76	3.44	3.22	3.06	2.93	2.82	2.73	2.60	2.50	2.42	2.35	2.30	46
48	7.20	5.08	4.22	3.74	3.43	3.20	3.04	2.91	2.80	2.72	2.58	2.48	2.40	2.33	2.28	48
50	7.17	5.06	4.20	3.72	3.41	3.19	3.02	2.89	2.79	2.70	2.56	2.46	2.38	2.32	2.27	50
60	7.08	4.98	4.13	3.65	3.34	3.12	2.95	2.82	2.72	2.63	2.59	2.39	2.31	2.25	2.20	60
80	6.96	4.88	4.04	3.56	3.26	3.04	2.87	2.74	2.64	2.55	2.42	2.31	2.23	2.17	2.12	80
100	6.90	4.82	3.98	3.51	3.21	2.99	2.82	2.69	2.59	2.50	2.37	2.26	2.19	2.12	2.07	100
125	6.84	4.78	3.94	3.47	3.17	2.95	2.79	2.66	2.55	2.47	2.33	2.23	2.15	2.08	2.03	125
150	6.81	4.75	3.92	3.45	3.14	2.92	2.76	2.63	2.53	2.44	2.31	2.20	2.12	2.06	2.00	150
200	6.76	4.71	3.88	3.41	3.11	2.89	2.73	2.60	2.50	2.41	2.27	2.17	2.09	2.02	1.97	200
300	6.72	4.68	3.85	3.38	3.08	2.86	2.70	2.57	2.47	2.38	2.24	2.14	2.06	1.99	1.94	300
500	6.69	4.65	3.82	3.36	3.05	2.84	2.68	2.55	2.44	2.36	2.22	2.12	2.04	1.97	1.92	500
1000	6.66	4.63	3.80	3.34	3.04	2.82	2.66	2.53	2.43	2.34	2.20	2.10	2.02	1.95	1.90	1000
∞	6.63	4.61	3.78	3.32	3.02	2.80	2.64	2.51	2.41	2.32	2.18	2.08	2.00	1.93	1.88	∞

表 4-4　　F 值表(方差分析用)　　P = 0.01

分母的自由度	分子的自由度															分母的自由度
	22	24	26	28	30	35	40	45	50	60	80	100	200	500	∞	
1	6220	6234	6240	6250	6258	6280	6286	6300	6302	6310	6334	6330	6352	6361	6366	1
2	99.5	99.5	99.5	99.5	99.5	99.5	99.5	99.5	99.5	99.5	99.5	99.5	99.5	99.5	99.5	2
3	26.6	26.6	26.6	26.5	26.5	26.5	26.4	26.4	26.4	26.3	26.3	26.2	26.2	26.1	26.1	3
4	14.0	13.9	13.9	13.9	13.8	13.8	13.7	13.7	13.7	13.7	13.6	13.6	13.5	13.5	13.5	4
5	9.51	9.47	9.43	9.40	9.38	9.33	9.29	9.26	9.24	9.20	9.16	9.13	9.08	9.04	9.02	5
6	7.35	7.31	7.28	7.25	7.23	7.18	7.14	7.11	7.09	7.06	7.01	6.99	6.93	6.90	6.88	6
7	6.11	6.07	6.04	6.02	5.99	5.94	5.91	5.88	5.86	5.82	5.78	5.75	5.70	5.67	5.65	7
8	5.32	5.28	5.25	5.22	5.20	5.15	5.12	5.00	5.07	5.03	4.99	4.96	4.91	4.88	4.86	8
9	4.77	4.73	4.70	4.67	4.65	4.60	4.57	4.54	4.52	4.48	4.44	4.42	4.36	4.33	4.31	9
10	4.36	4.33	4.30	4.27	4.25	4.20	4.17	4.14	4.12	4.08	4.04	4.01	3.96	3.93	3.91	10
11	4.06	4.02	5.99	3.96	3.94	3.89	3.86	3.83	3.81	3.78	3.73	3.71	3.66	3.62	3.60	11
12	3.82	3.78	3.75	3.72	3.70	3.65	3.62	3.59	3.57	3.54	3.49	3.47	3.41	3.38	3.36	12
13	3.62	3.59	3.56	3.53	3.51	3.46	3.43	3.40	3.38	3.34	3.30	3.27	3.22	3.19	3.17	13
14	3.46	3.43	2.40	3.37	3.35	3.30	3.27	3.24	3.22	3.18	3.14	3.11	3.06	3.03	3.00	14
15	3.33	3.29	3.26	3.24	3.21	3.17	3.13	3.10	3.08	3.05	3.00	2.98	2.92	2.89	2.87	15
16	3.22	3.18	3.15	3.12	3.10	3.05	3.02	2.99	2.97	2.93	2.89	2.86	2.81	2.78	2.75	16
17	3.12	3.08	3.05	3.03	3.00	2.96	2.92	2.89	2.87	2.83	2.79	2.76	2.71	2.68	2.65	17
18	3.03	3.00	2.97	2.94	2.92	2.87	2.84	2.81	2.78	2.75	2.70	2.68	2.62	2.59	2.57	18
19	2.96	2.92	2.89	2.87	2.84	2.80	2.76	2.73	2.71	2.67	2.63	2.60	2.55	2.51	2.49	19
20	2.90	2.86	2.83	2.80	2.78	2.73	2.69	2.67	2.64	2.61	2.56	2.54	2.48	2.44	2.42	20
21	2.84	2.80	2.77	2.74	2.72	2.67	2.64	2.61	2.58	2.55	2.50	2.48	2.42	2.38	2.36	21
22	2.78	2.75	2.72	2.69	2.67	2.62	2.58	2.55	2.53	2.50	2.45	2.42	2.36	2.33	2.31	22
23	2.74	2.70	2.67	2.64	2.62	2.57	2.54	2.51	2.48	2.45	2.40	2.37	2.32	2.28	2.26	23
24	2.70	2.66	2.63	2.60	2.58	2.53	2.49	2.46	2.44	2.40	2.36	2.33	2.27	2.24	2.21	24
25	2.66	2.62	2.59	2.56	2.54	2.49	2.45	2.42	2.40	2.36	2.32	2.29	2.23	2.19	2.17	25
26	2.62	2.58	2.55	2.53	2.50	2.45	2.42	2.39	2.36	2.33	2.28	2.25	2.19	2.16	2.13	26
27	2.59	2.55	2.52	2.49	2.47	2.42	2.38	2.35	2.33	2.29	2.25	2.22	2.16	2.12	2.10	27
28	2.56	2.52	2.49	2.46	2.44	2.39	2.35	2.32	2.30	2.26	2.22	2.19	2.13	2.09	2.06	28
29	2.53	2.49	2.46	2.44	2.41	2.36	2.33	2.30	2.27	2.23	2.19	2.16	2.10	2.06	2.03	29
30	2.51	2.47	2.44	2.41	2.39	2.34	2.30	2.27	2.25	2.21	2.16	2.13	2.07	2.03	2.01	30
32	2.46	2.42	2.39	2.36	2.34	2.29	2.25	2.22	2.20	2.16	2.11	2.08	2.02	1.98	1.96	32
34	2.42	2.38	2.35	2.32	2.30	2.25	2.21	2.18	2.16	2.12	2.07	2.04	1.98	1.94	1.91	34
36	2.38	2.35	2.32	2.29	2.26	2.21	2.17	2.14	2.12	2.08	2.03	2.00	1.94	1.90	1.87	36
38	2.35	2.32	2.28	2.26	2.23	2.18	2.14	2.11	2.09	2.05	2.00	1.97	1.90	1.86	1.84	38
40	2.33	2.29	2.26	2.23	2.20	2.15	2.11	2.08	2.06	2.02	1.97	1.94	1.87	1.83	1.80	40
42	2.30	2.26	2.23	2.20	2.18	2.13	2.09	2.06	2.03	1.99	1.94	1.91	1.85	1.80	1.78	42
44	2.28	2.24	2.21	2.18	2.15	2.10	2.06	2.03	2.01	1.97	1.92	1.89	1.82	1.78	1.75	44
46	2.26	2.22	2.19	2.16	2.13	2.08	2.04	2.01	1.99	1.95	1.90	1.86	1.80	1.75	1.73	46
48	2.24	2.20	2.17	2.14	2.12	2.06	2.02	1.99	1.97	1.93	1.88	1.84	1.78	1.73	1.70	48
50	2.22	2.18	2.15	2.12	2.10	2.05	2.01	1.97	1.95	1.91	1.86	1.82	1.76	1.71	1.68	50
60	2.15	2.12	2.08	2.05	2.03	1.98	1.94	1.90	1.88	1.84	1.78	1.75	1.68	1.63	1.60	60
80	2.07	2.03	2.00	1.97	1.94	1.89	1.85	1.81	1.79	1.75	1.69	1.66	1.58	1.53	1.49	80
100	2.02	1.98	1.94	1.92	1.89	1.84	1.80	1.76	1.73	1.69	1.63	1.60	1.52	1.47	1.43	100
125	1.98	1.94	1.91	1.88	1.85	1.80	1.76	1.72	1.69	1.65	1.59	1.55	1.47	1.41	1.37	125
150	1.96	1.92	1.88	1.85	1.83	1.77	1.73	1.69	1.66	1.62	1.56	1.52	1.43	1.38	1.33	150
200	1.93	1.89	1.85	1.82	1.79	1.74	1.69	1.66	1.63	1.58	1.52	1.48	1.39	1.33	1.28	200
300	1.89	1.85	1.82	1.79	1.76	1.71	1.66	1.62	1.59	1.55	1.48	1.44	1.35	1.28	1.22	300
500	1.87	1.83	1.79	1.76	1.74	1.68	1.63	1.60	1.56	1.52	1.45	1.41	1.31	1.23	1.16	500
1000	1.85	1.81	1.77	1.74	1.72	1.66	1.61	1.57	1.54	1.50	1.43	1.38	1.28	1.19	1.11	1000
∞	1.83	1.79	1.76	1.72	1.70	1.64	1.59	1.55	1.52	1.47	1.40	1.36	1.25	1.15	1.00	∞

附表 5　T 界值表(配对比较的符号秩和检验用)

n	单侧:0.05 双侧:0.10	0.025 0.05	0.01 0.02	0.005 0.010
5	0—15(0.031 2)			
6	2—19(0.046 9)	0—21(0.015 6)		
7	3—25(0.039 1)	2—26(0.023 4)	0—28(0.007 8)	
8	4—31(0.039 1)	3—33(0.019 5)	1—35(0.007 8)	0—36(0.003 9)
9	8—37(0.048 8)	5—40(0.019 5)	3—42(0.009 8)	1—44(0.003 9)
10	10—45(0.042 0)	8—47(0.024 4)	5—50(0.009 8)	3—52(0.004 9)
11	13—53(0.041 5)	10—56(0.021 0)	7—59(0.009 3)	5—61(0.004 9)
12	17—61(0.046 1)	13—65(0.021 2)	9—69(0.008 1)	7—71(0.004 6)
13	21—70(0.047 1)	17—74(0.023 9)	12—79(0.008 5)	9—82(0.004 0)
14	25—80(0.045 3)	21—84(0.024 7)	15—90(0.008 3)	12—93(0.004 3)
15	30—90(0.047 3)	25—95(0.024 0)	19—101(0.009 0)	15—105(0.004 2)
16	35—101(0.046 7)	29—107(0.022 2)	23—113(0.009 1)	19—117(0.004 6)
17	41—112(0.049 2)	34—119(0.022 4)	27—126(0.008 7)	23—130(0.004 7)
18	47—124(0.049 4)	40—131(0.024 1)	32—139(0.009 1)	27—144(0.004 5)
19	53—137(0.047 8)	46—144(0.024 7)	37—153(0.009 0)	32—158(0.004 7)
20	60—150(0.048 7)	52—158(0.024 2)	43—167(0.009 6)	37—123(0.004 7)
21	67—164(0.047 9)	58—173(0.023 0)	49—182(0.009 7)	42—189(0.004 5)
22	75—178(0.049 2)	65—188(0.023 1)	55—198(0.009 5)	48—205(0.004 6)
23	83—193(0.049 0)	73—203(0.024 2)	62—214(0.009 8)	54—222(0.004 6)
24	91—209(0.047 5)	81—219(0.024 5)	69—231(0.009 7)	61—239(0.004 8)
25	100—225(0.047 9)	89—236(0.024 1)	76—249(0.009 4)	68—257(0.004 8)

注:( )内为单侧确切概率。

附表6 T界值表(两样本比较的秩和检验)

	单侧	双侧
1 行	$P=0.05$	$P=0.10$
2 行	$P=0.025$	$P=0.05$
3 行	$P=0.01$	$P=0.02$
4 行	$P=0.005$	$P=0.01$

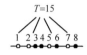

$T=15$

n_1(较小 n)	\multicolumn{11}{c}{n_2-n_1}
	0	1	2	3	4	5	6	7	8	9	10
2				3—13	3—15	3—17	4—18	4—20	4—22	4—24	5—25
							3—19	3—21	3—23	3—25	4—26
3	6—15	6—18	7—20	8—22	8—25	9—27	10—29	10—32	11—34	11—37	12—39
		6—21	7—23	7—26	8—28	8—31	9—33	9—36	10—38	10—41	
			6—27	6—30	7—32	7—35	7—38	8—40	8—43		
					6—33	6—36	6—39	7—41	7—44		
4	11—25	12—28	13—31	14—34	15—37	16—40	17—43	18—46	19—49	20—52	21—55
	10—26	11—29	12—32	13—35	14—38	14—42	15—45	16—48	17—51	18—54	19—57
		10—30	11—33	11—37	12—40	13—43	13—47	14—50	15—53	15—57	16—60
		10—34	10—38	11—41	11—45	12—48	12—52	13—55	13—59	14—62	
5	19—36	20—40	21—44	23—47	24—51	26—54	27—58	28—62	30—65	31—69	33—72
	17—38	18—42	20—45	21—49	22—53	23—57	24—61	26—64	27—68	28—72	29—76
	16—39	17—43	18—47	19—51	20—55	21—59	22—63	23—67	24—71	25—75	26—79
	15—40	16—44	16—49	17—53	18—57	19—61	20—65	21—69	22—73	22—78	23—82
6	28—50	29—55	31—59	33—63	35—67	37—71	38—76	40—80	42—84	44—88	46—92
	26—52	27—57	29—61	31—65	32—70	34—74	35—79	37—83	38—88	40—92	42—96
	24—54	25—59	27—63	28—68	29—73	30—78	32—82	33—87	34—92	36—96	37—101
	23—55	24—60	25—65	26—70	27—75	28—80	30—84	31—89	32—94	33—99	34—104
7	39—66	41—71	43—76	45—81	47—86	49—91	52—95	54—100	56—105	58—110	61—114
	36—69	38—74	40—79	42—84	44—89	46—94	48—99	50—104	52—109	54—114	56—119
	34—71	35—77	37—82	39—87	40—93	42—98	44—103	45—109	47—114	49—119	51—124
	32—73	34—78	35—84	37—89	38—95	40—100	41—106	43—111	44—117	45—122	47—128
8	51—85	54—90	56—96	59—101	62—106	64—112	67—117	69—123	72—128	75—133	77—139
	49—87	51—93	53—99	55—105	58—110	60—116	62—122	65—127	67—133	70—138	72—144
	45—91	47—97	49—103	51—109	53—115	56—120	58—126	60—132	62—138	64—144	66—150
	43—93	45—99	47—105	49—111	51—117	53—123	54—130	56—136	58—142	60—148	62—154
9	66—105	69—111	72—117	75—123	78—129	81—135	84—141	87—147	90—153	93—159	96—165
	62—109	65—115	68—121	71—127	73—134	76—140	79—146	82—152	84—159	87—165	90—171
	59—112	61—119	63—126	66—132	68—139	71—145	73—152	76—158	78—165	81—171	83—178
	56—115	58—122	61—128	63—135	65—142	67—149	69—156	72—162	74—169	76—176	78—183
10	82—128	86—134	89—141	92—148	96—154	99—161	103—167	106—174	110—180	113—187	117—193
	78—132	81—139	84—146	88—152	91—159	94—166	97—173	100—180	103—187	107—193	110—200
	74—136	77—143	79—151	82—158	85—165	88—172	91—179	93—187	96—194	99—201	102—208
	71—139	73—147	76—154	79—161	81—169	84—176	86—184	89—191	92—198	94—206	97—213

附表 7　H 界值表　三样本比较的秩和检验

n	n_1	n_2	n_3	P	
				0.05	0.01
7	3	2	2	4.71	
	3	3	1	5.14	
8	3	3	2	5.36	
	4	2	2	5.33	
	4	3	1	5.21	
	5	2	1	5.00	
9	3	3	3	5.60	7.20
	4	3	2	5.44	6.44
	4	4	1	4.97	6.67
	5	2	2	5.16	6.53
	5	3	1	4.96	
10	4	3	3	5.73	6.75
	4	4	2	5.45	7.04
	5	3	2	5.25	6.82
	5	4	1	4.99	6.95
11	4	4	3	5.60	7.14
	5	3	3	5.65	7.08
	5	4	2	5.27	7.12
	5	5	1	5.13	7.31
12	4	4	4	5.69	7.65
	5	4	3	5.63	7.44
	5	5	2	5.34	7.27
13	5	4	4	5.62	7.76
	5	5	3	5.71	7.54
14	5	5	4	5.64	7.79
15	5	5	5	5.78	7.98

附表 8-1　百分率的置信区间表

n	x													
	0	1	2	3	4	5	6	7	8	9	10	11	12	13
1	0-98													
	0-100													
2	0-84	1-99												
	0-93	0-100												
3	0-71	1-99	9-99											
	0-83	0-96	4-100											
4	0-60	1-81	7-93											
	0-73	0-89	3-97											
5	0-52	1-72	5-85	15-95										
	0-65	0-81	2-92	8-98										
6	0-46	0-64	4-78	12-88										
	0-59	0-75	2-86	7-93										
7	0-41	0-58	4-71	10-82	18-90									
	0-53	0-68	2-80	6-88	12-94									
8	0-37	0-53	3-65	9-76	16-84									
	0-48	0-63	1-74	5-83	10-90									
9	0-34	0-48	3-60	7-70	14-79	21-86								
	0-45	0-59	1-69	4-78	9-85	15-91								
10	0-31	0-45	3-56	7-65	12-74	19-81								
	0-41	0-54	1-65	4-74	8-81	13-87								
11	0-28	0-41	2-52	6-61	11-69	17-77	23-83							
	0-38	0-51	1-61	3-69	7-77	11-83	17-89							
12	0-26	0-38	2-48	5-57	10-65	15-72	21-79							
	0-36	0-48	1-57	3-66	6-73	10-79	15-85							
13	0-25	0-36	2-45	5-54	9-61	14-68	19-75	25-81						
	0-34	0-45	1-54	3-62	6-69	9-76	14-81	19-86						
14	0-23	0-34	2-43	5-51	8-58	13-65	18-71	23-77						
	0-32	0-42	1-51	3-59	5-56	9-72	13-78	17-83						
15	0-22	0-32	2-41	4-48	8-55	12-62	16-68	21-73	27-79					
	0-30	0-40	1-49	2-56	5-63	8-69	12-74	16-79	21-84					
16	0-21	0-30	2-38	4-46	7-52	11-59	15-65	20-70	25-75					
	0-28	0-38	1-46	2-53	5-60	8-66	11-71	15-76	19-81					
17	0-20	0-29	2-36	4-43	7-50	10-56	14-62	18-67	23-72	28-77				
	0-27	0-36	1-44	2-51	4-57	7-63	10-69	14-74	18-78	22-82				
18	0-19	0-27	1-35	4-41	6-48	10-54	13-59	17-64	22-69	26-74				
	0-26	0-35	1-42	2-49	4-55	7-61	10-66	13-71	17-75	21-79				
19	0-81	0-26	1-33	3-40	6-46	9-51	13-57	16-62	20-67	24-71	29-76			
	0-24	0-33	1-40	2-47	4-53	6-58	9-63	12-68	16-73	19-77	23-81			
20	0-17	0-25	1-32	3-38	6-44	9-49	12-54	15-59	19-64	23-69	27-73			
	0-23	0-32	1-39	2-45	4-51	6-56	9-61	11-66	15-70	18-74	22-78			
21	0-16	0-24	1-30	3-36	5-42	8-47	11-52	15-57	18-62	22-66	26-70	30-74		
	0-22	0-30	1-37	2-43	3-49	6-54	8-59	11-63	14-68	17-71	21-76	24-80		
22	0-15	0-23	1-29	3-35	5-470	8-45	11-50	14-55	17-59	21-64	24-68	28-72		
	0-21	0-29	1-36	2-42	3-47	5-52	8-57	10-61	13-66	16-70	20-73	23-77		
23	0-15	0-22	1-28	3-34	5-39	8-44	10-48	13-53	16-57	20-62	23-66	27-69	31-73	
	0-21	0-28	1-35	2-40	3-45	5-50	7-55	10-59	13-63	15-67	19-71	22-75	25-78	
24	0-14	0-21	1-27	3-32	5-37	7-42	10-47	13-51	16-55	19-59	22-63	26-67	29-71	
	0-20	0-27	0-33	2-39	3-44	5-49	7-53	9-57	12-61	15-65	18-69	21-73	24-76	
25	0-14	0-20	1-26	3-31	5-36	7-41	9-45	12-49	15-54	18-58	21-61	24-65	28-69	31-72
	0-19	0-26	0-32	1-37	3-42	5-47	7-51	9-56	11-60	14-63	17-67	20-71	23-74	26-77
26	0-13	0-20	1-25	2-30	4-35	7-39	9-44	12-48	14-52	17-56	20-60	23-63	27-67	30-70
	0-18	0-25	0-31	1-36	3-41	4-46	6-50	9-54	11-58	13-62	16-65	19-69	22-72	25-75

续表

n	x													
	0	1	2	3	4	5	6	7	8	9	10	11	12	13
27	0-13	0-19	1-24	2-29	4-34	6-38	9-42	11-46	14-50	17-54	19-58	22-61	26-65	29-68
	0-18	0-25	0-30	1-35	3-40	4-44	5-48	8-52	10-56	13-60	15-63	18-67	21-70	24-73
28	0-12	0-18	1-24	2-28	4-33	5-37	8-41	11-45	13-49	16-52	19-56	22-59	25-63	28-66
	0-17	0-24	0-29	1-34	3-39	4-43	6-47	8-51	10-55	12-58	15-62	17-65	20-68	23-71
29	0-12	0-18	1-23	2-27	4-32	6-36	8-40	10-44	13-47	15-51	18-54	21-58	24-61	26-64
	0-17	0-23	0-28	1-33	2-37	4-42	6-46	8-49	10-53	12-57	14-60	17-63	19-66	22-70
30	0-12	0-17	1-22	2-27	4-31	6-35	8-39	10-42	12-46	15-49	17-53	20-56	23-59	26-63
	0-16	0-22	0-27	1-32	2-36	4-40	5-44	7-48	9-52	11-55	14-58	16-62	19-65	21-68
31	0-11	0-17	1-22	2-26	4-30	6-34	8-38	10-41	12-45	14-48	17-51	19-55	22-58	25-61
	0-16	0-22	0-27	1-31	2-35	4-39	5-43	7-47	9-50	11-54	13-57	16-60	18-63	20-66
32	0-11	0-16	1-21	2-25	4-29	5-33	7-36	9-40	12-432	14-47	16-50	19-53	21-56	24-59
	0-15	0-21	0-26	1-30	2-34	4-38	5-42	7-46	9-49	11-52	13-56	15-59	17-62	20-65
33	0-11	0-15	1-20	2-24	3-28	5-32	7-36	9-39	11-42	13-46	16-49	18-52	20-55	23-58
	0-15	0-20	0-25	1-30	2-34	3-37	5-41	7-44	8-48	10-51	12-54	14-57	17-60	19-63
34	0-10	0-15	1-19	2-23	3-28	5-31	7-35	9-38	11-41	13-44	15-48	17-51	20-54	22-56
	0-14	0-20	0-258	1-29	2-33	3-36	5-40	6-43	8-47	10-50	12-53	14-56	16-59	18-62
35	0-10	0-15	1-19	2-23	3-27	5-30	7-34	8-37	10-40	13-43	15-46	17-49	19-52	22-55
	0-14	0-20	0-24	1-28	2-32	3-35	5-39	6-42	8-45	10-49	12-52	14-55	16-57	18-60
36	0-10	0-15	1-18	2-22	3-26	5-29	6-33	8-36	10-39	12-42	14-45	16-48	19-51	21-54
	0-14	0-19	0-23	1-27	2-31	3-35	5-38	6-41	8-44	9-47	11-50	13-53	15-56	17-59
37	0-10	0-14	1-18	2-22	3-25	5-28	6-32	8-35	10-38	12-41	14-44	16-47	18-50	20-53
	0-13	0-18	0-23	1-27	2-30	3-34	4-37	6-40	7-43	9-46	11-49	13-52	15-55	17-58
38	0-10	0-14	1-18	2-21	3-25	5-28	6-32	8-34	10-37	11-40	13-43	15-46	18-49	20-51
	0-13	0-18	0-22	1-26	2-30	3-33	4-36	6-39	7-42	9-45	11-48	12-51	14-54	16-56
39	0-9	0-14	1-17	2-21	3-24	4-27	6-31	8-33	9-36	11-39	13-41	15-45	17-48	19-50
	0-13	0-18	0-21	1-25	2-29	3-32	4-35	6-38	7-41	9-44	10-47	12-50	14-53	16-55
40	0-9	0-13	1-17	2-21	3-24	4-27	6-30	8-33	-35	11-38	13-41	15-44	17-47	19-49
	0-12	0-17	0-21	1-25	2-28	3-32	4-35	5-38	7-40	9-43	10-46	12-49	13-52	15-54
41	0-9	0-13	1-17	2-20	3-23	4-26	6-29	7-32	-35	11-37	12-40	14-43	16-46	18-48
	0-12	0-17	0-21	1-24	2-28	3-31	4-34	5＋37	7-40	8-42	10-45	11-48	13-50	15-53
42	0-9	0-13	1-16	2-20	3-23	4-26	6-28	7-31	9-34	10-37	12-39	14-42	16-45	18-47
	0-12	0-17	0-20	1-24	2-27	3-30	4-33	5-36	7-39	8-42	9-44	11-47	13-49	15-52
43	0-9	0-12	1-16	2-19	3-23	4-25	5-28	7-31	8-33	10-36	12-39	14-41	15-44	17-46
	0-12	0-16	0-20	1-23	2-26	3-30	4-33	5-35	6-38	8-41	9-43	11-46	13-49	14-51
44	0-9	0-12	1-15	2-19	3-22	4-25	5-28	7-30	8-33	10-35	11-38	13-40	15-43	17-45
	0-11	0-16	0-19	1-23	2-26	3-29	4-32	5-35	6-37	8-40	9-42	11-45	12-47	14-50
45	0-8	0-12	1-15	2-18	3-21	4-24	5-27	7-30	8-32	9-34	11-37	13-39	15-42	16-44
	0-11	0-15	0-19	1-22	2-25	3-28	4-31	5-34	6-37	8-39	9-42	10-44	12-47	14-49
46	0-8	0-12	1-15	2-18	3-21	4-24	5-26	7-29	8-31	9-34	11-36	13-39	14-41	16-43
	0-11	0-15	0-19	1-22	2-25	3-28	4-31	5-33	6-36	7-39	9-41	10-43	12-46	13-48
47	0-8	0-12	1-15	2-17	3-20	4-23	5-26	6-28	8-31	9-34	11-36	12-38	14-40	16-43
	0-11	0-15	0-18	1-21	2-24	2-27	3-30	5-33	6-35	7-38	9-40	10-42	11-45	13-47
48	0-8	0-11	1-14	2-17	3-20	4-22	5-25	6-28	8-30	9-33	11-35	12-37	14-39	15-42
	0-10	0-14	0-18	1-21	2-24	2-27	3-29	5-32	6-35	7-37	8-40	10-42	11-44	13-47
49	0-8	0-11	1-14	2-17	2-20	4-22	5-25	6-27	7-30	9-32	10-35	12-37	13-39	15-41
	0-10	0-14	0-17	1-20	1-24	2-26	3-29	4-32	6-34	7-36	8-39	9-41	11-44	12-46
50	0-7	0-11	1-14	2-17	2-19	3-22	5-24	6-26	7-29	9-31	10-34	11-36	13-38	15-41
	0-10	0-14	0-17	1-20	1-23	2-26	3-28	4-31	5-33	7-36	8-38	9-40	11-43	12-45

注：上行：95％置信区间；下行：99％置信区间。

附表 8-2　百分率的置信区间表

n	\(x\) 14	15	16	17	18	19	20	21	22	23	24	25
27	32-71											
	27-76											
28	31-69											
	26-74											
29	30-68	33-71										
	25-72	28-75										
30	28-66	31-69										
	24-71	27-74										
31	27-64	30-67	33-70									
	23-69	26-72	28-75									
32	26-62	29-65	32-68									
	22-67	25-70	27-73									
33	26-61	28-64	31-67	34-69								
	21-66	24-69	26-71	29-74								
34	25-59	27-62	30-65	32-68								
	21-64	23-67	25-70	28-72								
35	24-58	26-61	29-63	31-66	34-69							
	20-63	22-66	24-68	27-71	29-73							
36	23-57	26-59	28-62	30-65	33-67							
	19-62	22-64	23-67	26-69	28-72							
37	23-55	25-58	27-61	30-63	32-66	34-68						
	19-60	21-63	23-65	25-68	28-70	30-73						
38	22-54	24-57	26-59	29-62	31-64	33-67						
	18-59	20-61	22-64	25-66	27-69	29-71						
39	21-53	23-55	26-58	28-60	30-63	32-65	35-68					
	18-58	20-60	22-63	24-65	26-68	28-70	30-72					
40	21-52	23-54	25-57	27-59	29-62	32-64	34-66					
	17-57	19-59	21-61	23-64	25-66	27-68	30-71					
41	20-51	22-53	24-56	26-58	29-60	31-63	33-65	35-67				
	17-57	19-58	21-60	23-63	25-65	27-67	29-69	31-71				
42	20-50	22-52	24-54	26-57	28-59	30-61	32-64	33-66				
	16-54	18-57	20-59	22-61	24-64	26-66	28-67	30-70				
43	19-49	21-51	23-53	25-56	27-58	29-60	31-62	33-65	36-67			
	16-53	18-56	19-58	21-60	23-62	25-65	27-66	29-69	31-71			
44	19-48	21-50	22-52	24-55	26-57	28-59	30-61	33-63	35-65			
	15-52	17-55	19-57	21-59	23-61	25-63	26-65	28-68	30-70			
45	18-47	20-49	22-51	25-54	26-56	28-58	30-60	32-62	34-64	36-66		
	15-51	17-54	19-56	20-58	22-60	24-62	26-64	28-66	30-68	32-70		
46	18-46	20-48	21-50	23-53	25-55	27-57	29-59	31-61	33-63	35-65		
	15-50	16-53	18-55	20-57	22-59	23-61	25-63	27-65	29-67	31-69		
47	18-45	19-47	21-49	23-52	25-54	26-56	28-58	30-60	32-62	34-64	36-66	
	14-19	16-52	18-54	19-56	21-58	23-60	25-62	26-64	28-66	30-68	32-70	
48	17-44	19-46	21-58	22-51	24-53	26-55	28-57	30-59	31-61	33-63	35-65	
	14-49	16-51	17-53	19-55	21-57	22-59	24-61	26-63	28-65	29-67	31-69	
49	17-43	18-45	20-47	22-50	24-52	25-54	27-56	29-58	31-60	33-62	34-64	36-66
	14-48	15-50	17-52	19-54	20-56	22-58	23-60	25-62	27-64	29-66	31-68	32-70
50	16-43	18-45	20-47	21-49	23-51	25-53	26-55	28-57	30-59	32-61	34-63	36-65
	14-47	15-49	17-51	18-53	20-55	21-57	23-59	25-61	26-63	28-65	30-67	32-68

注:上行:95%置信区间;下行:99%置信区间。

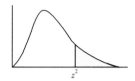

附表 9　χ² 值表

n′	P												
	0.995	0.990	0.975	0.950	0.900	0.750	0.500	0.250	0.100	0.050	0.025	0.010	0.005
1	…	…	…	…	0.02	0.10	0.45	1.32	2.71	3.84	5.02	6.63	7.88
2	0.01	0.02	0.02	0.10	0.21	0.58	1.39	2.77	4.61	5.99	7.38	9.21	10.60
3	0.07	0.11	0.22	0.35	0.58	1.21	2.37	4.11	6.25	7.81	9.35	11.34	12.84
4	0.21	0.30	0.48	0.71	1.06	1.92	3.36	5.39	7.78	9.49	11.14	13.28	14.86
5	0.41	0.55	0.83	1.15	1.61	2.67	4.35	6.63	9.24	11.07	12.83	15.09	16.75
6	0.68	0.87	1.24	1.64	2.20	3.45	5.35	7.84	10.64	12.59	14.45	16.81	18.55
7	0.99	1.24	1.69	2.17	2.83	4.25	6.35	9.04	12.02	14.07	16.01	18.48	20.28
8	1.34	1.65	2.18	2.73	3.40	5.07	7.34	10.22	13.36	15.51	17.53	20.09	21.96
9	1.73	2.09	2.70	3.33	4.17	5.90	8.34	11.39	14.68	16.92	19.02	21.67	23.59
10	2.16	2.56	3.25	3.94	4.87	6.74	9.34	12.55	15.99	18.31	20.48	23.21	25.19
11	2.60	3.05	3.82	4.57	5.58	7.58	10.34	13.70	17.28	19.68	21.92	24.72	26.76
12	3.07	3.57	4.40	5.23	6.30	8.44	11.34	14.85	18.55	21.03	23.34	26.22	28.30
13	3.57	4.11	5.01	5.89	7.04	9.30	12.34	15.98	19.81	22.36	24.74	27.69	29.82
14	4.07	4.66	5.63	6.57	7.79	10.17	13.34	17.12	21.06	23.68	26.12	29.14	31.32
15	4.60	5.23	6.27	7.26	8.55	11.04	14.34	18.25	22.31	25.00	27.49	30.58	32.80
16	5.14	5.81	6.91	7.96	9.31	11.91	15.34	19.37	23.54	26.30	28.85	32.00	34.27
17	5.70	6.41	7.56	8.67	10.09	12.79	16.34	20.49	24.77	27.59	30.19	33.41	35.72
18	6.26	7.01	8.23	9.39	10.86	13.68	17.34	21.60	25.99	28.87	31.53	34.81	37.16
19	6.84	7.63	8.91	10.12	11.65	14.56	18.34	22.72	27.20	30.14	32.85	36.19	38.58
20	7.43	8.26	9.59	10.85	12.44	15.45	19.34	23.83	28.41	31.41	34.17	37.57	40.00
21	8.03	8.90	10.28	11.59	13.24	16.34	20.34	24.93	29.62	32.67	35.48	38.93	41.40
22	8.64	9.54	10.98	12.34	14.04	17.24	21.34	26.04	30.81	33.92	36.78	40.29	42.80
23	9.26	10.20	11.69	13.09	14.85	18.14	22.34	27.14	32.01	35.17	38.08	41.64	44.18
24	9.89	10.86	12.40	13.85	15.66	19.04	23.34	28.24	33.20	36.42	39.36	42.98	45.56
25	10.52	11.52	13.12	14.61	16.47	19.94	24.34	29.34	34.38	37.65	40.65	44.31	46.93
26	11.16	12.20	13.84	15.38	17.29	20.84	25.34	30.43	35.56	38.89	41.92	45.64	48.29
27	11.81	12.88	14.57	16.15	18.11	21.75	26.34	31.53	36.74	40.11	43.19	46.96	49.64
28	12.46	13.56	15.31	16.93	18.94	22.66	27.34	32.62	37.92	41.34	44.46	48.28	50.99
29	13.12	14.26	16.05	17.71	19.77	23.57	28.34	33.71	39.09	42.56	45.72	49.59	52.34
30	13.79	14.95	16.79	18.49	20.60	24.48	29.34	34.80	40.26	43.77	46.98	50.89	53.67
40	20.71	22.16	24.43	26.51	29.05	33.66	39.34	45.62	51.80	55.76	59.34	63.69	66.77
50	27.99	29.71	32.36	34.76	37.69	42.94	49.33	56.33	63.17	67.50	71.42	76.15	79.49
60	35.53	37.48	40.48	43.19	46.46	52.29	59.33	66.98	74.40	79.08	83.30	88.38	91.95
70	43.28	45.44	48.76	51.74	55.33	61.70	69.33	77.58	85.53	90.53	95.02	100.42	104.22
80	51.17	53.54	57.15	60.39	64.28	71.14	79.33	88.13	96.58	101.88	106.63	112.33	116.32
90	59.20	61.75	65.65	69.13	73.29	80.62	89.33	98.64	107.56	113.14	118.14	124.12	128.30
100	67.33	70.06	74.22	77.93	82.36	90.13	99.33	109.14	118.50	124.34	129.56	135.81	140.17

注：自由度的符号本书统一用 ν，但若沿用 n′ 也不为错。

附表 10　相关系数 r 界值表

自由度	单侧	0.50	0.20	0.10	0.05	0.02	0.01	0.005	0.002	0.001
	双侧	0.25	0.10	0.05	0.025	0.01	0.005	0.0025	0.001	0.0005
1		0.707	0.951	0.988	0.997	1.000	1.000	1.000	1.000	1.000
2		0.500	0.800	0.900	0.950	0.980	0.990	0.995	0.998	0.999
3		0.404	0.687	0.805	0.878	0.934	0.959	0.974	0.986	0.991
4		0.347	0.603	0.729	0.811	0.882	0.917	0.942	0.963	0.974
5		0.309	0.551	0.669	0.755	0.833	0.875	0.906	0.935	0.951
6		0.281	0.507	0.621	0.707	0.789	0.834	0.870	0.905	0.925
7		0.260	0.472	0.582	0.666	0.750	0.798	0.836	0.875	0.898
8		0.242	0.443	0.549	0.632	0.715	0.765	0.805	0.847	0.872
9		0.228	0.419	0.521	0.602	0.685	0.735	0.776	0.820	0.847
10		0.216	0.398	0.497	0.576	0.658	0.708	0.750	0.795	0.823
11		0.206	0.380	0.476	0.553	0.634	0.684	0.726	0.772	0.801
12		0.197	0.365	0.457	0.532	0.612	0.661	0.703	0.750	0.780
13		0.189	0.351	0.441	0.514	0.592	0.641	0.683	0.730	0.760
14		0.182	0.338	0.426	0.497	0.574	0.623	0.664	0.711	0.742
15		0.176	0.327	0.412	0.482	0.558	0.606	0.647	0.694	0.725
16		0.170	0.317	0.400	0.468	0.542	0.590	0.631	0.678	0.708
17		0.165	0.308	0.389	0.456	0.529	0.575	0.616	0.622	0.693
18		0.160	0.299	0.378	0.444	0.515	0.561	0.602	0.648	0.679
19		0.156	0.291	0.369	0.433	0.503	0.549	0.589	0.635	0.665
20		0.152	0.284	0.360	0.423	0.492	0.537	0.576	0.622	0.652
21		0.148	0.277	0.352	0.413	0.482	0.526	0.565	0.610	0.640
22		0.145	0.271	0.344	0.404	0.472	0.515	0.554	0.599	0.629
23		0.141	0.265	0.337	0.396	0.462	0.505	0.543	0.588	0.618
24		0.138	0.260	0.330	0.388	0.453	0.496	0.534	0.578	0.607
25		0.136	0.255	0.323	0.381	0.445	0.487	0.524	0.568	0.597
26		0.133	0.250	0.317	0.374	0.437	0.479	0.515	0.559	0.588
27		0.131	0.245	0.311	0.367	0.430	0.471	0.507	0.550	0.579
28		0.128	0.241	0.306	0.361	0.423	0.463	0.499	0.541	0.570
29		0.126	0.237	0.301	0.355	0.416	0.456	0.491	0.533	0.562
30		0.124	0.233	0.296	0.349	0.409	0.449	0.484	0.526	0.554
31		0.122	0.229	0.291	0.344	0.403	0.442	0.477	0.518	0.546
32		0.120	0.226	0.287	0.339	0.397	0.436	0.470	0.511	0.539
33		0.118	0.222	0.283	0.334	0.392	0.430	0.464	0.504	0.532
34		0.116	0.219	0.279	0.329	0.386	0.424	0.458	0.498	0.525
35		0.115	0.216	0.275	0.325	0.381	0.418	0.452	0.492	0.519
36		0.113	0.213	0.271	0.320	0.376	0.413	0.446	0.486	0.513
37		0.111	0.210	0.267	0.316	0.371	0.408	0.441	0.480	0.507
38		0.110	0.207	0.264	0.312	0.367	0.403	0.435	0.474	0.501

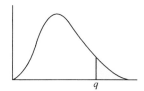

附表 11　q 界值表

上行:$P=0.05$　　下行:$P=0.01$

自由度	a(组数)								
	2	3	4	5	6	7	8	9	10
5	3.64	4.60	5.22	5.67	6.03	6.33	6.58	6.80	6.99
	5.70	6.98	7.80	8.42	8.91	9.32	9.67	9.97	10.24
6	3.46	4.34	4.90	5.30	5.63	5.90	6.12	6.32	6.49
	5.24	6.33	7.03	7.56	7.97	8.32	8.61	8.87	9.10
7	3.34	4.16	4.63	5.06	5.36	5.61	5.82	6.00	6.16
	4.95	5.92	6.54	7.01	7.37	7.68	7.94	8.17	8.37
8	3.26	4.04	4.53	4.89	5.17	5.40	5.60	5.77	5.92
	4.75	5.64	6.20	6.62	6.96	7.24	7.47	7.68	7.86
9	3.20	3.95	4.41	4.76	5.02	5.24	5.43	5.59	5.74
	4.60	5.43	5.96	6.35	6.66	6.91	7.13	7.33	7.49
10	3.15	3.88	4.33	4.65	4.91	5.12	5.30	5.46	5.60
	4.48	5.27	5.77	6.14	6.43	6.67	6.87	7.05	7.21
12	3.08	3.77	4.20	4.51	4.75	4.95	5.12	5.27	5.39
	4.32	5.05	5.50	5.84	6.10	6.32	6.51	6.67	6.81
14	3.03	3.70	4.11	4.41	4.64	4.83	4.99	5.13	5.25
	4.21	4.89	5.32	5.63	5.88	6.08	6.26	6.41	6.54
16	3.00	3.65	4.05	4.33	4.56	4.74	4.90	5.03	5.15
	4.13	4.79	5.19	5.49	5.72	5.92	6.08	6.22	6.35
18	2.97	3.61	4.00	4.28	4.49	4.67	4.82	4.96	5.07
	4.07	4.70	5.09	5.38	5.60	5.79	5.94	6.08	6.20
20	2.95	3.58	3.96	4.23	4.45	4.62	4.77	4.90	5.01
	4.02	4.64	5.02	5.29	5.51	5.69	5.84	5.97	6.09
30	2.89	3.49	3.85	4.10	4.30	4.46	4.60	4.72	4.82
	3.89	4.45	4.80	5.05	5.24	5.40	5.54	5.65	5.76
40	2.86	3.44	3.79	4.04	4.23	4.39	4.52	4.63	4.73
	3.82	4.37	4.70	4.93	5.11	5.26	5.39	5.50	5.60
60	2.83	3.40	3.74	3.98	4.16	4.31	4.44	4.55	4.65
	3.76	4.28	4.59	4.82	4.99	5.13	5.25	5.36	5.45
120	2.80	3.36	3.68	3.92	4.10	4.24	4.36	4.47	4.56
	3.70	4.20	4.50	4.71	4.87	5.01	5.12	5.21	5.30
∞	2.77	3.31	3.63	3.86	4.03	4.17	4.29	4.39	4.47
	3.64	4.12	4.40	4.60	4.76	4.88	4.99	5.08	5.16

附表 12　Spearman 秩相关系数界值表

n	$r_{s0.05}$	$r_{s0.01}$	n	$r_{s0.05}$	$r_{s0.01}$
6	0.886	1.000	29	0.368	0.475
7	0.786	0.929	30	0.362	0.467
8	0.738	0.881	31	0.356	0.459
9	0.700	0.833	32	0.350	0.452
10	0.648	0.794	33	0.345	0.446
11	0.618	0.755	34	0.340	0.439
12	0.587	0.727	35	0.335	0.433
13	0.560	0.703	36	0.330	0.427
14	0.538	0.679	37	0.325	0.421
15	0.521	0.654	38	0.321	0.415
16	0.503	0.635	39	0.317	0.410
17	0.485	0.615	40	0.313	0.405
18	0.472	0.600	41	0.309	0.400
19	0.460	0.584	42	0.305	0.395
20	0.447	0.570	43	0.301	0.391
21	0.435	0.556	44	0.298	0.386
22	0.425	0.544	45	0.294	0.382
23	0.415	0.532	46	0.291	0.378
24	0.406	0.521	47	0.288	0.374
25	0.398	0.511	48	0.285	0.370
26	0.390	0.501	49	0.282	0.366
27	0.382	0.491	50	0.297	0.363
28	0.375	0.483			

英汉统计名词对照

A

abscissa 横坐标

absence rate 缺勤率

absolute number 绝对数

absolute value 绝对值

accident error 偶然误差

accumulated frequency 累积频数

alternative hypothesis 备择假设

analysis of data 分析资料

analysis of variance(ANOVA) 方差分析

arith-log paper 算术对数纸

arithmetic mean 算术均数

assumed mean 假定均数

arithmetic weighted mean 加权算术均数

asymmetry coefficient 偏度系数

average 平均数

average deviation 平均差

B

bar chart 直条图、条图

bias 偏性

binomial distribution 二项分布

biometrics 生物统计学

bivariate normal population 双变量正态总体

C

cartogram 统计图

case fatality rate(or case mortality) 病死率

census 普查

chi-square(χ^2) test 卡方检验

central tendency 集中趋势

class interval 组距

classification 分组、分类

cluster sampling 整群抽样

coefficient of correlation 相关系数

coefficient of regression 回归系数

coefficient of variability(or coefficient of variation) 变异系数

collection of data 收集资料

column 列(栏)

combinative table 组合表

combined standard deviation 合并标准差

combined variance(or poolled variance) 合并方差

complete survey 全面调查

completely correlation 完全相关

completely random design 完全随机设计

confidence interval 可信区间,置信区间

confidence level 可信水平,置信水平

confidence limit 可信限,置信限

constituent ratio 构成比,结构相对数

continuity 连续性

control 对照

control group 对照组

coordinate 坐标

correction for continuity 连续性校正

correction for grouping 归组校正

correction number 校正数

correction value 校正值

correlation 相关,联系

correlation analysis 相关分析

correlation coefficient 相关系数

critical value 临界值

cumulative frequency 累积频率

D

data 资料

degree of confidence 可信度,置信度

degree of dispersion 离散程度

degree of freedom 自由度

degree of variation 变异度

dependent variable 应变量

design of experiment 实验设计

deviation from the mean 离均差

diagnose accordance rate 诊断符合率

difference with significance 差别不显著

difference with significance 差别显著

discrete variable 离散变量

dispersion tendency 离中趋势

distribution 分布、分配

E

effective rate 有效率

eigenvalue 特征值

enumeration data 计数资料

equation of linear regression　线性回归方程

error　误差

error of replication　重复误差

error of type II　Ⅱ型错误,第二类误差

error of type I　Ⅰ型错误,第一类误差

estimate value　估计值

event　事件

experiment design　实验设计

experiment error　实验误差

experimental group　实验组

extreme value　极值

F

fatality rate　病死率

field survey　现场调查

fourfold table　四格表

frequency　频数

freguency distribution　频数分布

G

Gaussian curve　高斯曲线

geometric mean　几何均数

grouped data　分组资料

H

histogram　直方图

homogeneity of variance　方差齐性

homogeneity test of variances　方差齐性检验

hypothesis test　假设检验

hypothetical universe　假设总体

I

incidence rate　发病率

incomplete survey　非全面调检

independent variable　自变量

individual difference　个体差异

infection rate　感染率

inferior limit　下限

initial data　原始数据

inspection of data　检查资料

intercept　截距

interpolation method　内插法

interval estimation　区间估计

inverse correlation　负相关

K

kurtosis coefficient　峰度系数

L

latin square design　拉丁方设计

least significant difference　最小显著差数

least square method　最小平方法,最小乘法

leptokurtic distribution　尖峭态分布

leptokurtosis　峰态,峭度

linear chart　线图

linear correlation　直线相关

linear regression　直线回归

linear regression eguation　直线回归方程

link relative　环比

logarithmic normal distribution　对数正态分布

logarithmic scale　对数尺度

lognormal distribution　对数正态分布

lower limit　下限

M

matched pair design　配对设计

mathematical statistics　数理统计(学)

maximum value　极大值

mean　均值

mean of population　总体均数

mean square　均方

mean variance　均方,方差

measurement data　讲量资料

median　中位数

medical statistics　医学统计学

mesokurtosis　正态峰

method of least squares　最小平方法,最小乘法

method of grouping　分组法

method of percentiles　百分位数法

mid-value of class　组中值

minimum value　极小值

mode　众数

moment　动差,矩

morbidity　患病率

mortality　死亡率

N

natality　出生率

natural logarithm　自然对数

negative correlation　负相关

negative skewness　负偏志

no correlation　无相关

non-linear correlation　非线性相关

non-parametric statistics　非参数统计

normal curve　正态曲线

normal deviate　正态离差

normal distribution　正态分布

normal population　正态总体

normal probability curve　正态概率曲线

normal range　正常范围

normal value　正常值

normal kurtosis　正态峰

normality test　正态性检验

nosometry　患病率

null hypothesis　无效假设,检验假设

O

observed unit　观察单位

observed value　观察值

one-sided test　单测检验

one-tailed test　单尾检验

order statistic　顺序统计量

ordinal number　秩号

ordinate　纵坐标

P

pairing data　配对资料

parameter　参数

percent　百分率

percentage　百分数,百分率

percentage bar chart　百分条图

percentile　百分位数

pie diagram　圆图

placebo　安慰剂

planning of survey　调查计划

point estimation　点估计

population　总体,人口

population mean　总体均数

population rate　总体率

population variance　总体方差

positive correlation　正相关

positive skewness　正偏态

power of a test　把握度,检验效能

prevalence rate　患病率

probability　概率,几率

probability error　偶然误差

proportion　比,比率

prospective study　前瞻研究

prospective survey　前瞻调查

public health statistics　卫生统计学

Q

quality control　质量控制

quartile　四分位数

R

random　随机

random digits　随机数字

random error　随机误差

random numbers table　随机数目表

random sample　随机样本

random sampling　随机抽样

random variable　随机变量

randomization　随机化

randomized blocks　随机区组,随机单位组

randomized blocks analysis of variance　随机单位组方差分析

randomized blocks design　随机单位组设计

randomness　随机性

range　极差、全距

range of normal values　正常值范围

rank　秩,秩次,等级

rank correlation　等级相关

rank correlation coefficient　等级相关系数

rank-sum test　秩和检验

rank test　秩（和）检验

ranked data　等级资料

rate　率

ratio　比

recovery rate　治愈率

registration　登记

regression　回归

regression analysis　回归分析

regression coefficient　回归系数

regression eguation　回归方程

relative number　相对数

relative ratio　比较相对数

relative ratio with fixed base　定基比

remainder error　剩余误差

replication　重复

retrospective survey　回顾调查

Ridit analysis　参照单位分析

Ridit value　参照单位值

S

sample　样本

sample average　样本均数

sample size　样本含量

sampling　抽样

sampling error　抽样误差

sampling statistics　样本统计量

sampling survey　抽样调查

scaller diagram　散点图

schedule of survey　调查表

semi-logarithmic chart　半对数线图

semi-measursement data　半计量资料

semi-quartile range　四分位数间距

sensitivity　灵敏度

sex ratio　性比例

sign test　符号检验

significance　显著性,意义

significance level　显著性水平

significance test　显著性检验

significant difference　差别显著

simple random sampling　单纯随机抽样

simple table　简单表

size of sample　样本含量

skewness　偏态

slope　斜率

sorting data　整理资料

sorting table　整理表

sources of variation　变异来源

square deviation　方差

standard deviation(SD)　标准差

standard error（SE）　标准误

standard error of estimate　标准估计误差

standard error of the mean　均数的标准误

standardization　标准化

standardized rate　标化率

standardized normal distribution　标准正态分布

statistic　统计量

statistics　统计学

statistical induction　统计图

statistical inference　统计归纳

statistical map　统计推断

statistical method　统计地图

statistical survey　统计方法

statistical table　统计调查

statistical test　统计表

statistical treatment　统计检验

stratified sampling　统计处理

stochastic variable　分层抽样

sum of cross products of　随机变量

deviation from mean　离均差积和

sum of ranks　秩和

sum of squares of deviation from mean　离均差平方和

superior limit　上限

survival rate　生存率

symmetry　对称(性)

systematic error　系统误差

systematic sampling　机械抽样

T

t-distribution　t 分布

t-test　t 检验

tabulation method　划记法

test of normality　正态性检验

test of one-sided　单侧检验

test of one-tailed　单尾检验

test of significance　显著性检验

test of two-sided　双侧检验

test of two-tailed　双尾检验

theoretical frequency　理论频数

theoretical number　理论数

treatment　处理

treatment factor　处理因素

treatment of date　数据处理

two-factor analysis of variance　双因素方差分析

two-sided test　双侧检验

two-tailed test　双尾检验

type I error　第一类误差

type II error　第二类误差

typical survey　典型调查

U

u test　u 检验

universe　总体,全域

ungrouped data　未分组资料

upper limit　上限

V

variable　变量

variance　方差,均方

variance analysis　方差分析

variance ratio　方差比

variate　变量

variation coefficient　变异系数

velocity of development　发展速度

velocity of increase　增长速度

W

weight　权数

weighted mean　加权均数

Z

zero correlation　零相关